Cornelia Filipp-Kager

Das Wichtigste ist, dass ich funktioniere...

Cornelia Filipp-Kager

# Das Wichtigste ist, dass ich funktioniere...

## Die Förderung von Auto-Tele bei einer ängstlich-depressiven Klientin im Kontext der aufsuchenden Familientherapie

Lehrbuchverlag

**Imprint**


Cover image: www.ingimage.com

Publisher:
Der Lehrbuchverlag
is a trademark of
International Book Market Service Ltd., member of OmniScriptum Publishing Group
17 Meldrum Street, Beau Bassin 71504, Mauritius

Printed at: see last page
**ISBN: 978-620-2-49074-0**

DANKSAGUNGEN / WIDMUNGEN

....für Frau H....

An dieser Stelle möchte ich mich bei Mag.[a] Gerda Trinkel, MSc bedanken, die mir nicht nur bei der Betreuung der Arbeit mit ihrer fachlichen Kompetenz und unermüdlichen Geduld, sondern während meiner gesamten Psychotherapieausbildung verlässlich mit Rat und Tat zur Seite stand. Ihr ist es immer gelungen mich zum passenden Zeitpunkt zu beruhigen. Herzlichen Dank.

Meinem Lebensgefährten Andreas bin ich zutiefst dankbar für sein Verständnis und sein Durchhaltevermögen. Er unterstützt mich in allen Lebenslagen, wann immer ich es brauche.

Meiner Tochter Anna danke ich dafür, dass sie auf viele Stunden meiner Zeit klaglos verzichtete und es lernte mich in Ruhe arbeiten zu lassen.

Kurt und Heidi danke ich für das Korrekturlesen dieser Arbeit und Edith für die Übersetzung des Abstracts.

Vor allem aber danke ich Frau H. für ihre Offenheit und ihr Vertrauen. Durch sie lernte ich, dass es sich auszahlt geduldig zu sein.

ABSTRACT

In dieser Arbeit wird der Frage nachgegangen welche Vorgangsweise und welche Interventionen im Verlauf einer speziellen therapeutischen Begleitung im Rahmen von TAF die auto-telische Beziehung einer ängstlich-depressiven Klientin fördern können. Dazu wird als Methode ein prozessgeleiteter theorieverschränkter Praxisbericht gewählt, in welchem auszugsweise der Therapieprozess meiner Klientin beschrieben wird und die Praxisbeispiele mit psychodramatischer Theorie belegt werden. Anhand der Fallbeschreibung meiner Klientin zeigt sich, dass im Rahmen der aufsuchenden Familientherapie das spezielle Setting von TAF vielfältige Begegnungen und Unterstützungsmöglichkeiten auf der sozialen (realen) Bühne bietet und dadurch einen raschen, intensiven Beziehungsaufbau zwischen Klientin und Therapeutin ermöglicht. Eine Störung des Auto-Teles ist zumeist auf eine defizitäre Entwicklung des Selbst auf den verschiedenen Rollenebenen zurückzuführen. Daher bewirkte bei meiner Klientin der Einsatz von Hilfs-Ich-Kompetenzen und von verschiedenen psychodramatischen Interventionen auf der psychosomatischen und psychodramatischen und auch soziodramatischen Rollenebene eine Nachentwicklung des Auto-Teles. Ein besseres Selbstwertgefühl, mehr Selbstwirksamkeit und Selbstfürsorge, alternative Handlungs- und Begegnungsmöglichkeiten sowie ein besserer Kontakt zu ihrem Selbst waren die Folge.

**Stichworte für die Bibliothek:**

Auto-Tele, aufsuchende Familientherapie, psychodramatische Interventionen, Entwicklung des Selbst, strukturelle Störung

This work examines what kind of method and interventions can be applied during a specific therapeutic accompaniment in the context of TAF to promote the autotelic relationship of a scared, depressive client. The method chosen is a process-oriented, theory-based practice report describing the client's therapy process and at the same time justifying the practical examples with psychodramatic theory. The client's case description shows that in the context of outreach family therapy the specific setting of TAF offers diverse encounters and support options on the social (real) stage, thus enabling the rapid establishment of an intensive relationship between client and therapist. A disorder of the autotele is mostly due to a deficient development of the self on the different role levels. Therefore, the use of auxiliary ego competencies and various psychodramatic interventions on the psychosomatic and psychodramatic as well as on the sociodramatic role levels caused a post-development of the autotele in my client. The results were a better self-esteem, more self-efficacy and self-care, alternative possibilities for action and encounter as well as a better contact to the self.

Keywords for the library:

Autotele, outreach family therapy, psychodramatic interventions, development of the self, structural disorder

INHALTSVERZEICHNIS

# 1. EINLEITUNG

In meiner beruflichen Tätigkeit als Betreuerin bei der Therapeutisch Ambulanten Familienbetreuung (in Folge TAF genannt) und auch in meiner privaten Praxis begegnen mir immer wieder Menschen mit gering ausgeprägtem Auto-Tele. Unter Auto-Tele wird die „Beziehung zu sich selbst" verstanden. Dieser Begriff stammt von J.L. Moreno (1946, zit. nach Hutter & Schwehm, 2012, S. 204). Viele Menschen haben häufig Probleme mit ihrem Selbstwert und ihrer Selbst-Empathie. Handlungsfähigkeiten und Körpererleben sind meist beeinträchtigt und eine differenzierte, reflektierte Wahrnehmung des eigenen Erlebens und der Selbstregulation sind erschwert (Schacht, 2009). Viele meiner Patientinnen leiden unter Depressionen und Angststörungen, die sehr oft in Kombination auftreten. Ein Aspekt, der mich bei diesen psychischen Erkrankungen im Besonderen beschäftigt, ist der Umgang der Patienten mit sich selbst und ihre Beziehung zum Selbst.

Schacht (2003) verbindet mit dem Selbst-als-Subjekt die spontanen autonomen Handlungsfähigkeiten, wie das eigene Wahrnehmen, Erleben und Handeln und diese Fähigkeiten sind bei Depressionen wie bei Angststörungen je nach Ausprägungsgrad der Erkrankung mehr oder weniger stark beeinträchtigt.

In der vorliegenden Arbeit beschreibe ich die 2 1/2 Jahre dauernde therapeutische Begleitung einer Pflegemutter. Durch das besondere Setting, das mir bei TAF geboten wird, habe ich im Vergleich zu einer Therapie im klassischen Einzelsetting die Möglichkeit das Umfeld der Klientin intensiver kennen zu lernen. Wenn die Compliance passt, stehen mir im Rahmen der aufsuchenden Familientherapie somit viele Wege und verschiedene Möglichkeiten der Betreuung zur Verfügung, wie Besuche der Familie in ihrem sozialen Umfeld zuhause, sozialtherapeutische und -pädagogische Maßnahmen mit der ganzen Familie oder den Kindern oder den Bezugspersonen alleine, sowie therapeutische Interventionen im jeweils passenden Umfeld. Im Fall meiner Pflegefamilie konzentrierte ich mich vorwiegend auf die therapeutische Arbeit mit der Mutter, die seit vielen Jahren unter Depressionen und Angststörungen leidet. Mir fiel vor allem auf, dass sie weder Wünsche noch Bedürfnisse äußern konnte und kein eigenes Leben mehr zu haben schien. Sie funktionierte zwar für die Familie, kümmerte sich, so gut es ging um ihre Aufgaben, hatte jedoch keine Vorstellung davon, was ihr gut tun würde, was sie bräuchte, um ihren Zustand zu verbessern. Sie verließ sich in erster Linie auf die ihr verschriebenen Psychopharmaka, die sie häufig wechselte.

Die abwechselnd gewählte männliche bzw. weibliche Form steht jeweils pars pro toto, wechselt je nach Kontext und stellt keine Bewertung des jeweils anderen Geschlechts dar.

## 1.1 Forschungsvorhaben und Ziel der Forschungsarbeit

In meiner vorliegenden Master Thesis stelle ich die mehr als zweijährige psychodramatische Arbeitsweise mit einer Pflegemutter im speziellen Setting der Therapeutischen Ambulanten Familienbetreuung vor, in welchem ich die mehr als zweijährige Betreuung einer Pflegemutter beschreibe und mit der dazugehörigen Literatur verschränke. Die Frage, die sich mir stellt ist, ob es durch meine therapeutische Begleitung und die psychodramatischen Interventionen möglich ist, ihre auto-telische Beziehung zu fördern. Meine daraus resultierende Forschungsfrage lautet daher: **"Welche Vorgangsweise und welche Interventionen fördern im Verlauf der speziellen therapeutischen Begleitung im Rahmen von TAF das Auto-Tele und die auto-telische Beziehung einer ängstlich-depressiven Klientin?"**

Als Methode dieser Master Thesis wähle ich einen prozessgeleiteten theorieverschränkten Praxisbericht. Um die Forschungsfrage beantworten zu können, ist es unumgänglich, sich mit den psychodramatischen Aspekten und Interventionen des Therapieprozesses auseinanderzusetzen. Ich beschreibe die Ereignisse und Veränderungen im Leben meiner Klientin, sowie die Veränderungen in ihrem sichtbaren Verhalten innerhalb unseres Therapieprozesses in einem Zeitraum von über 2 Jahren. Da meine Klientin unter *Depressionen und Angststörungen* leidet, beziehe ich mich in dieser Arbeit auf diese zwei Störungsbilder.

## 1.2 Inhaltlicher Überblick

Nach einer Beschreibung meiner Arbeit bei TAF stelle ich die Fallgeschichte sowie die Diagnose meiner Klientin bei TAF vor. Anschließend werden die Entwicklung von Depressionen und Angststörungen und der Beziehungs- und Netzwerkaspekt des

Selbst ausgehend von Morenos Rollentheorie dargestellt. Im folgenden Teil beschreibe ich auszugsweise den Therapieverlauf mit meiner Klientin, wobei Praxisbeispiele aus der psychotherapeutischen Betreuung abwechselnd mit psychodramatischer Theorie belegt werden. Dabei setze ich mich näher mit dem Begriff der Begegnung auseinander, der im Psychodrama für den Beziehungsaufbau und für die Arbeit auf der Begegnungsbühne - in diesem Fall lag der Schwerpunkt der Familienbegleitung bei der Pflegemutter - zentral ist. Nach den Begriffserklärungen von Tele und Auto-Tele wird der Frage nachgegangen, wie das Selbst entsteht und sich auf den verschiedenen Rollenebenen entwickelt. Anschließend folgen Ausführungen zur psychodramatischen Strukturdiagnostik und zu der Beziehung zum Selbst auf den unterschiedlichen Störungsniveaus. Da meine Klientin unter Depressionen und einer Angststörung leidet, beleuchte ich die entwicklungsbedingten Defizite der autotelischen Fähigkeiten und stelle psychodramatische Interventionen vor, die zur Verbesserung des Auto-Teles beitragen. Schließlich gehe ich noch auf die Hilfs-Ich-Kompetenzen der Therapeutinnen im besonderen TAF-Setting und die Besonderheiten dieser Arbeitsweise ein.

Anhand einer auszugsweisen Falldarstellung des Therapieverlaufs zeige ich, welche psychodramatischen Interventionen zur Entwicklung und Förderung des Auto-Teles meiner Klientin beigetragen haben und wie diese im speziellen Setting der aufsuchenden Familientherapie umgesetzt beziehungsweise modifiziert wurden.

Die Antwort auf die Forschungsfrage und Ergebnisse der wissenschaftlichen Arbeit werden abschließend in der Diskussion dargestellt.

Im anschließenden Kapitel folgt ein kurzer Überblick über die Arbeit bei TAF.

### 1.3 Die Arbeit bei TAF – Therapeutisch Ambulante Familienbetreuung

Auf der Homepage der Therapeutisch-ambulanten Familienbetreuung (2018) steht: TAF ist:

> ein im Rahmen der Jugendwohlfahrt angebotenes therapeutisches Betreuungskonzept für Familien, Kinder oder Jugendliche, die auf Grund ihrer spezifischen sozioökonomischen und psychosozialen Problemstellung Angebote bestehender Institutionen nicht nützen können oder wollen. Dabei

unterscheidet sich dieses therapeutische Angebot von den bestehenden darin, dass die Betreuungsarbeit in der Um- und Mitwelt der Kinder bzw. der Familien stattfindet (aufsuchende Familientherapie) und sehr adaptiv an die Problemstellung der Betroffenen angepasst ist. TAF orientiert sich methodologisch an interaktionellen, übertragungsfokussierten familientherapeutischen und psychoanalytischen Konzepten. Die Zielgruppe der therapeutischen Arbeit sind Multiproblem-Familien, also Familien mit klinischer Symptomatik und psychosozialer Mehrfachproblematik.

TAF ist eine aufsuchende Form der Familientherapie, die in der unmittelbaren Lebenswelt der Klientinnen stattfindet und somit wird nicht nur mit einer, sondern mit mehreren Personen im direkten Umfeld der Klientinnen gearbeitet. Die Unterschiedlichkeit der einzelnen Familien und die sich ständig ändernden Problemlagen verlangen von den TAF-Therapeutinnen sowohl Anpassungsfähigkeit als auch ein hohes Maß an Eigenverantwortung und Flexibilität. Obwohl der Fokus auf dem Kind bzw. den Kindern liegt, ist es von der Problemlage der jeweiligen Familie abhängig wie und wo die TAF-Therapeutinnen die Schwerpunkte ihrer Betreuung setzen. Dieses besondere TAF-Setting ermöglichte es mir in meiner Arbeit den Focus der therapeutischen Betreuung auf die Mutter zu legen.

An dieser Stelle möchte ich - der Verständlichkeit wegen - den organisatorischen Ablauf und die Finanzierung der Maßnahmen bei TAF erklären. Wenn das für die jeweilige Region zuständige Jugendamt TAF als eine sinnvolle Maßnahme für eine Familie einschätzt, wendet es sich mit einer Fallanfrage an das TAF-Büro. Anschließend erstellt die jeweils zuständige Sozialarbeiterin gemeinsam mit der Familie und der TAF-Therapeutin einen Hilfeplan, in welchem die Gründe und Ziele des Hilfebedarfs in den meisten Fällen soziotherapeutisch/sozialpädagogisch formuliert sind. Da die psychotherapeutische Umsetzung dieser Ziele im Ermessen und in der Verantwortung der TAF-Therapeutin liegt, ist sie somit nicht weisungsgebunden. TAF ist also eine Maßnahme, in welcher im Auftrag der Kinder- und Jugendhilfe die in einer Triade gesetzten Ziele unter Einsatz therapeutischer Mittel erreicht werden sollen. Ein vereinbarter und obligatorischer Teil der Betreuung zwischen der Kinder- und Jugendhilfe, TAF und der betreuten Familie ist die Berichterstattung, die mit ausdrücklicher Zustimmung der Familie erfolgt. Diese

Berichte dienen ausschließlich der Einschätzung, Verlängerung, Beendigung oder Ergänzung der Maßnahme und dürfen nicht an Dritte weitergegeben werden.

## 2. BEGRIFFSKLÄRUNG: TELE UND AUTO-TELE

Da es in dieser Arbeit um die Förderung des Auto-Teles geht, wird in diesem Kapitel auf die Begriffsbestimmungen von Tele und Auto-Tele eingegangen, wobei ich zuerst den Begriff Tele genauer erörtern möchte, der für das Verständnis von Auto-Tele unverzichtbar ist.

Für Moreno ist Tele „...die elementare Grundlage allen zwischenmenschlichen Beziehungsgeschehens, auf der alle Formen der Anziehung und Abstoßung zwischen Personen bzw. Rollen basieren“ (Ameln & Kramer, 2014, S. 164).

Tele, aus dem Griechischen stammend (Zugriff am 03.01.2019. Verfügbar unter https://www.wortbedeutung.info/tele-/) bedeutet „fern“, in die Ferne wirkend und wird von Moreno (2008, S. 29) als elementares Verhältnis definiert, das zwischen Individuen bestehen kann. Tele ist von der ersten Begegnung an vorhanden und wächst von einer Begegnung zur anderen. Es kann also als Grundlage aller zwischenmenschlichen Beziehungen angesehen werden und bildet für Moreno das Hauptelement aller wirksamen Methoden in der Psychotherapie. „Tele wurde als ein elementares Verhältnis definiert, das zwischen Individuen [...] bestehen kann und im Menschen von Geburt an allmählich einen Sinn für zwischenmenschliche Beziehungen entwickelt. [....] Der Teleprozess ist ein objektives System zwischenmenschlicher Beziehungen“ (Moreno, 1974, S. 356). Der Begriff Tele verweist auf die Summe emotionaler und kognitiver Fähigkeiten von Personen, durch die sie auch noch von weitem in Kontakt miteinander sind. Von der lediglich einseitigen Einfühlung in die private Welt einer anderen Person unterscheidet sich Tele durch die *Gegenseitigkeit des Prozesses* und beruht auf dem Gefühl und der Erkenntnis für die wirkliche Situation des anderen.

Tele wird auch als das „Hineinfühlen des einen in den anderen“ definiert. „Es ist Zweifühlung im Unterschied zur Einfühlung“ (Moreno u. Moreno, 1975; zit. nach Krüger, 2010, S. 227).

In der psychodramatischen Praxis ermöglicht Tele den Rollentausch als wichtige psychodramatische Intervention und wirkt bei der Auswahl geeigneter Hilfs-Iche. Das Einfühlungsvermögen der Hilfs-Iche in ihre Rollen ist erstaunlich und jedem Psychodrama-Leiter ein vertrautes Phänomen (Ameln & Kramer, 2014, S. 163).

Moreno spricht über Tele auch von dem Zement, der Individuen und Gruppen zusammenhält. Funktionen des Tele sind unter anderem auch die Gruppenkohäsion, die Gegenseitigkeit von Beziehungen, sowie Kommunikation und geteilte Erfahrungen. Tele ist ein Prozess, welcher Individuen zueinander zieht oder sie voneinander wegstößt und ist die emotionale Grundlage von Intuition und Einsicht. Für Moreno ist der Teleprozess der Hauptfaktor, der die Position eines Individuums in der Gruppe bestimmt (Moreno1975, 1937; zit. nach Krüger, 2010, S. 228).

Der Mensch kommt im Vergleich zu den meisten Tierarten als hilfloses Wesen zur Welt und dadurch wird eine gelungene Mutter-Kind Interaktion lebenswichtig. „[...] das Erlebnis des Miteinanderseins, Miteinanderfühlens und Miteinanderhandelns wird zur tiefsten Erfahrung der Identität des Neugeborenen mit der Welt [...] der ungestörte [...] Ablauf der Interaktionen zwischen Mutter und Kind in komplementären Rollen dürfte das Urmuster für alle späteren Teleprozesse sein [...]“ schreibt Leutz (1974, S. 41).

Zwischen den Rollen spielt sich ein sehr komplexer Prozess ab, den Moreno „Tele-Prozess“ nennt, der Anziehung und Abstoßung regelt. Bei Tele-Prozessen, die sich auf das eigene Selbst beziehen, spricht Moreno von Auto-Tele-Prozessen (Moreno, 1977; zit. nach Hochreiter, 2004, S. 131).

Der Tele-Prozess enthält einen konativen (emotionalen) Aspekt und einen kognitiven Aspekt (Schacht, 2003). Der konative Aspekt bezieht sich hauptsächlich auf die Prozesse der Anziehung und Abstoßung, die Moreno als fundamental und als Grundlage für alle Formen der Gesellschaft, von der einfachsten bis zur kompliziertesten Struktur, ansieht. Tele-Prozesse beinhalten Emotionen, Impulse, Bedürfnisse, Wünsche, Vorlieben und Ziele, in welchen sich Tendenzen von Anziehung und Abstoßung, von Annäherung und Vermeidung, Bindung und Lösung ausdrücken. Es braucht wechselseitige Einfühlung (der innere Rollentausch) um eine Beziehung so gestalten zu können, dass Annäherungs- oder auch Vermeidungstendenzen erwidert werden. Daher wird Tele von Moreno häufig als

Zweifühlung bezeichnet, ein komplexer Prozess, der ein Zusammenwirken von affektiven und kognitiven Prozessen verlangt.

Auto-Tele umfasst sowohl die emotionale Beziehung zur eigenen Person, wie das Selbstwertgefühl und die Gefühle Stolz, Scham und Schuld, als auch die Wahrnehmung bzw. das Wissen um das eigene Selbst, also die Selbst-Empathie.

Alle spontanen, autonomen Handlungsfähigkeiten wie das eigene Wahrnehmen, Erleben und Handeln, alle verfügbaren Kompetenzen, die der Handlungs- und Selbstregulation dienen, auch die Selbstverantwortung, sind Teil des Auto-Tele.

## 3. VORSTELLEN VON FRAU H.

In diesem Kapitel gebe ich einen kurzen Überblick über die Vorgeschichte und die Anamnese meiner Klientin. Den Therapieverlauf unterteile ich in drei Jahre. Dies erleichtert die zeitliche Orientierung und skizziert gleichzeitig bedeutende und verändernde Ereignisse im Leben meiner Klientin. Parallel dazu sollen jeweils kurze Ausführungen zu Setting, Zeit, sozialem Atom, körperlicher und psychischer Befindlichkeit als auch zur Medikation der Klientin den Therapieverlauf verdeutlichen. Die Besuche fanden wöchentlich statt (Urlaube seitens der Klientin und mir, sowie krankheitsbedingte Ausfälle ausgenommen) und dauerten gewöhnlich mindestens 3 bis maximal 6 Stunden (Ausflüge mit den Kindern oder mit der gesamten Familie nahmen manchmal mehr Zeit in Anspruch). Der Name meiner Klientin, sowie die Namen aller anderen Familienmitglieder, die in der Fallbeschreibung vorkommen, als auch die Orts- und Zeitangaben sind anonymisiert. Um den Praxisteil von den theoretischen Überlegungen dieser Arbeit leichter unterscheiden zu können, werden die das Fallbeispiel betreffenden Teile grau hinterlegt.

### 3.1 Anamnese

Frau H. lebt zum Zeitpunkt des Betreuungsbeginns mit ihrem Mann Herrn H. und den beiden Pflegekindern David (8 Jahre) und Simon (10 Jahre) gemeinsam im eigenen Haus in einer kleinen Ortschaft. Die beiden Jungen sind leibliche Geschwister, wobei Simon im Alter von einem Jahr und David mit 5 Monaten in die Familie kam. In der

Herkunftsfamilie führten Drogen- und Alkoholprobleme der Eltern zur Kindesabnahme. Die Besuchskontakte mit den leiblichen Eltern fanden zu Beginn regelmäßig statt, gestalteten sich aber vor allem für die Pflegemutter, die hauptsächlich mit den Kindern zu den Treffen mit den leiblichen Eltern fuhr, immer schwierig, da vor allem der leibliche Vater der Kinder sich aggressiv und übergriffig benahm. Als es durch mehrfache gefährliche Drohungen seitens des leiblichen Vaters (er drohte die Sozialarbeiterin als auch die Pflegefamilie umzubringen) zur Eskalation kam, wurde er in U-Haft genommen und gerichtlich zu einer Haftstrafe verurteilt. Danach gab es nur mehr unregelmäßige Besuchskontakte, bis sie schließlich ganz aufhörten. Die letzte Meldung war, dass die leibliche Mutter der Jungen schwer erkrankt ist. Frau H. erzählt mir in der Anamnese, dass sie einige Zeit nach diesen Drohungen ihre erste Panikattacke hatte. Zu diesem Zeitpunkt war Simon 2 ½ Jahre und David 6 Monate alt. Über ihren Hausarzt bekam sie zur Beruhigung für den Bedarfsfall Tranquilizer verschrieben. Beide Jungen waren vor allem im Kleinkindalter sehr betreuungsintensiv. Sie schliefen lange nicht durch und waren sehr lebendig und aufgeweckt. Frau H. kam in dieser Zeit physisch und psychisch an ihre Grenzen. Sie litt unter Ängsten und Depressionen und bekam ambulant Psychopharmaka verschrieben. Sowohl bei Simon als auch später bei David wurde knapp nach der Einschulung ADHS diagnostiziert und sie wurden beide auf Ritalin eingestellt.

Als ich in die Familie kam, hatte Frau H. in den letzten zwei Jahren zwei stationäre Aufenthalte hinter sich. Aufgrund der schwierigen Vorgeschichte und ihrer psychischen Erkrankung, die für die gesamte Familie eine erhebliche Belastung darstellte, wurde der Familie eine TAF-Betreuung angeboten, die sie gerne in Anspruch nahm. Bei den mit der Sozialarbeiterin und der Familie gemeinsam vereinbarten Zielen nenne ich nur diejenigen, die sich direkt auf Frau H. beziehen.

- Stärkung der Pflegemutter
- Bewusstseinsschaffung des Ehemanns für die Krankheit der Pflegemutter
- Klärung schwieriger emotionaler Beziehungen innerhalb der Familie

## 3.2 Psychiatrische Diagnose nach ICD-10

Für die ärztliche Diagnostik dient die Internationale statistische Klassifikation der Krankheiten und verwandter Gesundheitsprobleme (ICD) der WHO als Grundlage.

Zu Beginn des in dieser Arbeit dargestellten Therapieverlaufs umfasst der Befund von Frau H. nach ihrem letzten stationären Aufenthalt in der Klinik für Psychiatrie und Psychotherapie folgende Diagnosen:

F33.2 – Rezidivierende depressive Störung, gegenwärtig schwere Episode ohne psychotische Symptome

F41.1 – generalisierte Angststörung

E28.3 – Nebendiagnose, Primäre Ovarialinsuffizienz

An dieser Stelle möchte ich nur einige, vor allem die auto-telische Beziehung betreffenden ICD-10-Kriterien (Dilling, Mombour & Schmidt, 2014, S. 170) einer depressiven Episode anführen.

- Vermindertes Selbstwertgefühl und Selbstvertrauen
- Schuldgefühle und Gefühle von Wertlosigkeit (sogar bei leichten Depressionen)
- Interessensverlust oder Verlust der Freude an normalerweise angenehmen Aktivitäten (z.B. Freizeitaktivitäten wie Sport, Treffen von Freunden, Ausüben von Hobbies, die vor der Erkrankung immer Freude bereiteten)
- Änderung der psychomotorischen Aktivität mit Agitiertheit oder Hemmung (subjektiv oder objektiv)
- Verminderter Antrieb

Frau H. erzählt mir, sie sei 2 ½ Monate in der Klinik gewesen, wobei sie die Wochenenden immer zuhause verbrachte. Zuvor musste sie einen Monat stationär in einer anderen Einrichtung verbringen und alle Medikamente, inklusive die Tranquilizer, wurden abgesetzt. Diese Zeit beschrieb sie als „die Hölle", die sie nie mehr durchmachen wolle. Man habe ihr versichert, die Ängste würden sich im Laufe der Zeit mit Hilfe der ihr verschriebenen Psychopharmaka und der verschiedenen Therapien, die in der Klinik angeboten wurden, verringern, doch dies war bei ihr nicht der Fall. Zwei Tage nach ihrer endgültigen Heimkehr nahm sie wieder die ersten Tranquilizer um den Alltag bewältigen zu können.

Aus dem Befund der Klinik geht hervor, dass Frau H. an allen Therapieangeboten teilgenommen, sich jedoch nur bedingt auf die ihrer psychischen Erkrankung zugrunde liegenden Themen eingelassen habe. Versuche, die beinahe alexithym wirkende Patientin in ihrer Symbolisierungsfähigkeit durch non verbale Therapien zu fördern, waren nur bedingt möglich. Ebenso hatte sie Probleme eigene Gefühle zu erkennen oder sie zu benennen, wies jedoch am Ende des Krankenhausaufenthaltes sowohl reduzierte Depressions- als auch reduzierte Angstwerte auf.

Acht bis neun von zehn Psychotherapiepatienten haben neben ihrer im Vordergrund stehenden Störung auch eine Bindungsstörung. Bleibt die Therapie eng auf die Behandlung der Störung beschränkt, bleiben die zusätzlich vorhandenen Inkonsistenzquellen unbehandelt (Grawe, 2004, S. 217). Nach zunächst erfolgreichen symptombezogenen Depressionstherapien kommt es häufig zu einem Rückfall, wenn bei Menschen mit ausgeprägt unsicherem Bindungsmuster seine vermeidenden oder konflikthaften emotionalen Schemata, die sich vom Bindungsbedürfnis ausgehend entwickelt haben, in der Therapie nicht ausdrücklich bearbeitet werden.

Bei Frau H. liegt der Verdacht nahe, dass in der kurzen Dauer des Klinikaufenthaltes die konflikthaften Themen nicht reflektiert bearbeitet werden konnten, da ein Bewusstwerden derselben mehr Zeit braucht und eines auf Vertrauen aufbauenden stabilen Therapieverhältnisses zwischen Klientin und Therapeutin bedarf. Bis zu diesem Zeitpunkt hatte Frau H. bereits mehrere Einzelpsychotherapien abgebrochen. Drei Monate nach ihrer Rückkehr aus der Klinik kam auf Anraten der Sozialarbeiterin mit Einverständnis der Eltern eine TAF-Betreuung in die Familie.

Da Frau H. unter Depressionen und Ängsten leidet, gebe ich im nächsten Kapitel einen kurzen Überblick über die Entwicklung dieser Störungsbilder.

## 3.3 Entwicklung von Depressionen und Angststörungen

Krüger (2016, S. 10) spricht, angesichts der Vielfalt der mit „Depression“ bezeichneten Symptomenkomplexe, von der Gruppe der Depressionen, dessen gemeinsames Merkmal die gedrückte Stimmungslage ist. „Der depressive Affekt ist der gemeinsame Nenner aller Variationen der Depression“.

Ambivalent-unsichere und vermeidend-unsichere Bindungserfahrungen gelten grundsätzlich als ein Risikofaktor für die spätere Entwicklung einer Depression. Während beim unsicher-ambivalenten Bindungsstil eine starke innere Verstrickung und Abhängigkeit zu den zentralen Bezugspersonen entsteht, ist beim unsichervermeidenden Bindungsstil eine (pseudo-) autonome Haltung die Folge (Trinkel, 2016, S. 12). Werden die Bedürfnisse eines Säuglings nach Geborgenheit und Schutz nicht ausreichend befriedigt, so entsteht ein Mangel an Sicherheitsempfinden, das Streben Neues zu entdecken wird eingeschränkt und autonomes Verhalten gebremst. Durch die Ungewissheit und Unsicherheit, ob eigene Bedürfnisse erfüllt werden oder nicht, werden perfekte Ziele verfolgt und aus Angst vor Enttäuschung und Zurückweisung kommt es zu Absagen an Begegnung (Trinkel, 2018).

Eine der Hauptursachen für unsichere Bindungsbeziehungen sind psychische Störungen, insbesondere Depressionen bei den Eltern. Schon ganz kleine Säuglinge depressiver Eltern können sich schwerer beruhigen und zeigen weniger differenzierte Emotionen. Auch auf die Autonomieentwicklung des Kindes gibt es negative Auswirkungen. Ebenso beeinträchtigt ist die Emotionsregulation, die in der Bindungsbeziehung einen zentralen Aspekt darstellt. Depressive Menschen haben offensichtlich keine gute Emotionsregulation, sind sehr mit sich selbst beschäftigt und deshalb unfähig ihre Aufmerksamkeit dauerhaft dem Kind zuzuwenden und emotional responsiv auf dessen jeweilige Zustände und Bedürfnisse einzugehen (Grawe, 2004, S. 207).

Stelzig (2009) sieht einen depressiven Menschen als einen „frustrierten Regisseur", dessen Rolleninduktion im wechselseitigen Dialog unbefriedigend verlaufen ist. Dieser kann weder auf der äußeren noch auf der inneren Bühne helfende Rollen einnehmen und annehmen. Depressive haben keinen Zugang mehr zu ihren positiven, lebendigen Rollen, Spontaneität und Kreativität sind nicht vorhanden. Es fehlt ein innerer Regisseur, der gelernt hat, sich selbst zu lieben. Der Mensch ist gegenüber Abwertungen von außen nicht gut geschützt und es mangelt an Selbstvertrauen und Selbstempathie.

Schacht (2009) schreibt „Störungen des Erlebens und Handelns resultieren stets aus einem Wechselspiel von äußeren Belastungen (vielfach defizitären Erfahrungen) einerseits und kreativen Anpassungsleistungen an diese Bedingungen andererseits" (S. 87).

Bei Depressionen steht aus psychodramatischer Sicht das Konzept des Aktionshungers im Vordergrund. Die Freude am Effekt, das Erleben von Urheberschaft und Selbstwirksamkeit sowie die damit verbundene Motivation gestaltend auf die materielle und soziale Welt einzuwirken, sind dabei zentral. Bei der Entwicklung depressiver Symptome machen die Betroffenen immer wieder die subjektive Erfahrung von Hilflosigkeit und Ohnmacht und erleben sich trotz aller Anstrengungen scheiternd. Ihr Aktionshunger verkümmert, sie verfolgen zunehmend Vermeidungsziele und ziehen sich aus allen Lebensbezügen zurück. Es kommt zu einer Absage an Ich-Du-Begegnungen. Diese Dynamik kann durch ein überwältigendes äußeres Ereignis ausgelöst werden, das für die Person mit dem vorhandenen Rollenrepertoire tatsächlich nicht mehr zu bewältigen ist (Schacht, 2009, S. 135 ff).

Frau H. erzählt mir, dass die Zeit der Besuchskontakte mit den leiblichen Eltern ihrer Pflegekinder sehr belastend für sie war. Sie sei immer alleine zu den Besuchskontakten gefahren und habe schon Wochen vorher nicht mehr gut schlafen können, so sehr habe sie die angespannte Atmosphäre der Treffen mit den leiblichen Eltern der Kinder belastet. Deren leiblicher Vater wollte immer eine Rückführung der Kinder. Als die Familie H. das zweite Kind, den jüngeren Bruder von Simon, David in die Familie aufnahm, kam es zu der Morddrohung des leiblichen Vaters gegenüber der Familie und der Kinder- und Jugendwohlfahrt. Die Besuchskontakte fanden nach dem Vorfall mit der Drohung des leiblichen Vaters nur mehr in Begleitung von Rainbows statt und hörten schließlich ganz auf. Frau H. bekam ab diesem Zeitpunkt die Panikattacken und ihr Zustand verschlechterte sich durch die allmählich beginnenden Depressionen noch zusätzlich.

Frau H. fühlte sich - aufgrund der fehlenden Unterstützung von Herrn H. - alleine und bedingt durch die notwendigen Besuchskontakte mit den leiblichen Eltern der Kinder, der Situation hilflos ausgeliefert. Das überwältigende äußere Ereignis war die Morddrohung des leiblichen Kindesvaters. Hilflosigkeit überkam sie auch in den nachfolgenden Jahren, als die Betreuung der Kinder durch die ADHS Problematik immer anspruchsvoller wurde und sich ihr psychischer Zustand trotz aller Anstrengungen zunehmend verschlechterte. Frau H. war mit ihrem vorhandenen Rollenrepertoire der Lage nicht mehr gewachsen und sie zog sich immer mehr aus allen Lebensbezügen zurück.

Angst ist ein Gefühl, das uns einerseits schützt und (überlebens-) notwendig ist, aber andererseits auch lähmt und zum Angriff oder zur Flucht anregt. Entscheidend bei Angststörungen sind zwei aufeinander aufbauende Komponenten. Auf der einen Seite eine allgemein erhöhte Angstbereitschaft und auf der anderen Seite die manifeste spezifische Thematik. Treten Ängste ohne reale Bedrohung, zu lange, unangemessen stark, zu häufig oder in Kombination mit belastenden körperlichen Symptomen auf, kann man von einer Angststörung sprechen (Morschitzky, 2009).

Leiden Menschen schon jahrelang an einer generalisierten Angststörung und weisen strukturelle Defizite auf, wie es bei meiner Klientin der Fall ist, so ist eine Therapie über einen längeren Zeitraum erforderlich.

Nach Chalupsky (2012) finden im Moment der akuten Angst auf der inneren und äußeren Bühne ganz verschiedene Szenen statt und im Zusammenspiel der Rollenebenen besteht ein deutliches Ungleichgewicht. Im Vordergrund stehen die basalen Rollenebenen und die Kompetenzen der soziodramatischen Rollenebene sind im Moment der Angst kaum integriert und somit wenig bis gar nicht handlungswirksam. Körperliche Symptome im Sinne eines ganzkörperlichen Angstempfindens (psychosomatische Rollenebene) dominieren die Wahrnehmung und Fantasie und Realität können schwer differenziert werden. Die Betroffenen erleben unmittelbar vorgestellte Katastrophenszenarien (psychodramatische Rollenebene) und soziodramatische Kompetenzen wie die Fähigkeiten auf innere Distanz zu gehen oder das Handeln zu variieren sind nicht verfügbar. Das Strukturniveau betreffend wird in solchen Situationen das Erleben auf Störungsniveau 0-1 reguliert (S. 6).

Bei Menschen mit Angststörungen fehlen zumeist ausreichend innere beruhigende, schutzgebende, vertrauensvolle und ermutigende Elternrollen. Auch bei den Ängsten spielen wie bei den depressiven Störungen die „inneren Repräsentationen von früheren Beziehungserfahrungen" (Schacht, 2009, S. 91), welche die auto-telische Beziehung zum Selbst prägen, eine Rolle. Die Rollenerwartungen der Eltern werden durch Rollenübernahme Teil der Persönlichkeit. Betroffene versuchen daher Sicherheit, Schutz und Geborgenheit durch das Verfolgen perfekter Ziele (Schacht, 2009) zu erreichen. Dies kann in Form einer hohen Leistungsbereitschaft, eines allgemein hohen Perfektionismus oder eines möglichst perfekten Meidens von Unsicherheit und Gefahr erfolgen. Erhöhte Angstbereitschaft ergibt sich aus nicht gelebten Wünschen nach Unterstützung, da die entsprechenden Rollen, wie das

Bedürfnis nach Schutz, als auch das Gefühl der Angst nicht in das Identitätserleben integriert werden können. Das Selbstwertgefühl, welches ausschließlich auf eigener Leistungsfähigkeit beruht, bleibt fragil und erhöht gleichzeitig wieder die Angstbereitschaft. Ebenso können sich die Kompetenzen, welche für die Regulation der Angst wichtig sind, nicht entwickeln, da das Gefühl der Angst nicht in das Erleben der eigenen Identität integriert wird. Schacht (2009, S. 172) betont, dass die Selbstempathie im Umgang mit Angst von besonderer Bedeutung ist. Einerseits ermöglicht Selbstempathie es sich selbst gegenüber eine wohlwollende, fürsorgliche Haltung einzunehmen und sich selbst beruhigen zu können und andererseits ermöglicht sie eine sanfte Selbstdisziplin einmal gesetzte Ziele trotz auftretender Schwierigkeiten weiter zu verfolgen. Menschen, die an einer Angststörung leiden konnten diese Haltung nicht ausreichend entwickeln.

Dem Auftreten einer Angstsymptomatik gehen meist Lebensereignisse voraus, die zu einer Erschütterung des Gefühls der Sicherheit führen. Perfekte Ziele zur Vermeidung von Unsicherheit und Gefahr treten in den Vordergrund und beruhigende, schutzgebende oder ermutigende Rollen können nicht ausreichend eingenommen werden.

Frau H. beschreibt mir, dass sie ihre Ängste und ihre Depression so sehr belasteten, dass sie immer wieder Tranquilizer konsumierte, um den Alltag bewältigen zu können. Seit zwei Jahren nehme sie regelmäßig Tranquilizer, da sie die Ängste nicht mehr aushalte. Auf meine Bitte diese genauer zu beschreiben, sagt sie, dass sie dann an die Zukunft denke und sich diese nicht vorstellen könne. Jeder Gedanke sei mit der Angst verbunden, dass sie alles nicht mehr schafft und sie letztendlich nicht mehr leben will. Dieser Zustand ängstige sie so sehr, dass sie ihn unter allen Umständen vermeiden will.

Ein weiteres Phänomen der Angstsymptomatik stellt die Stabilisierung durch selbstverstärkende Rückkoppelungsmechanismen dar. Ist die Angststörung erstmals aufgetreten, entstehen neue Rollenkonfigurationen, die zu einer Stabilisierung der Störung führen. Ebenso werden möglicherweise angstauslösende Situationen vermieden. Dies senkt zwar für den Moment die Anspannung, verhindert aber andererseits die Erfahrung zu machen, diese Situationen bewältigen zu können.

Frau H. versuchte ihre Ängste mithilfe von Tranquilizern zu vermeiden und verhinderte somit die positive Erfahrung sich den Ängsten zu stellen und die Situation möglicherweise ohne Tranquilizer bewältigen zu können.

# 4 THERAPIEVERLAUF: ERSTES JAHR – BEGEGNUNG UND BEZIEHUNGSAUFBAU

Störungsniveau 0 bis 0-1

Zeitraum: März 2016 – Mai 2017

Frau H. lebt mit ihrem Mann und ihren beiden Pflegekindern, zwei Jungen, im gemeinsamen Haus, ihre Eltern leben im Haus gegenüber. Sie leidet unter Ein- und Durchschlafstörungen, Müdigkeit am Morgen und hat große Probleme beim Aufstehen. Tagsüber muss sie sich häufig niederlegen und ausrasten. Gedrückte Stimmung und Antriebslosigkeit begleiten sie täglich. Sie fühlt sich in ihrem Körper nicht wohl und leidet unter ihrer Gewichtszunahme.
Aufgrund ihrer psychischen Erkrankung bekam sie vorerst ambulant und später stationär Psychopharmaka verschrieben. Die Dosierung änderte sich, angepasst an ihre psychische Befindlichkeit, immer wieder. Jeder Arztwechsel und die stationären Aufenthalte in den diversen Kliniken hatten eine Medikamenten- und Dosierungsänderung zur Folge.

Medikation: Ixel 100 mg (1-1-0)
Lyrica 100 mg (1-0-1)
Seroquel FTBL 200 mg (0-0-1)
Seroquel XR 200 mg (0-0-1)
Temesta 1mg (1-0-1)

Sowohl der Therapieprozess als auch meine angewandten Interventionen zur Verbesserung von Frau H.s Auto-Tele stehen im direkten Zusammenhang mit der Qualität der Begegnung und des Beziehungsaufbaus zwischen Frau H. und mir und lieferten sozusagen die Basis für einen positiven Therapieverlauf.

In den folgenden Kapiteln gehe ich daher näher auf den Begriff Begegnung und auf die wesentlichen Interventionen, die der Nachentwicklung des Auto-Teles dienen, und auf die Entwicklungsthemen und Rollencluster ein, wobei die Entwicklung des Selbst und dessen Entwicklung auf den verschiedenen Rollenebenen skizziert wird. Nach einer Beschreibung des soziokulturellen Atoms und der Beziehungsgestaltung werden die Besonderheiten des Auto-Teles aus struktureller Sicht, sowie die Beziehung zum Selbst auf den unterschiedlichen Störungsniveaus beleuchtet. In weiterer Folge wird die psychodramatische Strukturdiagnostik beschrieben, wobei der Fokus auf die Beziehung zum Selbst auf den verschiedenen Störungsniveaus gelegt wird. Schließlich werden die speziellen Hilfs-Ich-Kompetenzen im Rahmen von TAF und die Defizite der auto-telischen Fähigkeiten bei Frau H. thematisiert und der Umgang mit uns selbst beleuchtet.
Die theoretischen Überlegungen werden dabei laufend mit Praxisbeispielen aus dem Therapieverlauf der psychotherapeutischen Betreuung meiner Klientin belegt.

## 4.1 Grundlegendes zum Begriff Begegnung

Bereits in den Frühschriften von Morenos Wiener Zeit sieht man, welchen Wert er der Begegnung zuschreibt. „Es gibt kein Mittel zwischen mir und anderen. / Ich bin unmittelbar in der Begegnung. / Ich bin einzig: bloß in der Begegnung. / [...]" (Hutter & Schwehm, 2012, S. 53).

> [....] Begegnung bedeutet, dass zwei oder mehrere Personen sich treffen, nicht nur, um sich zu sehen, sondern um sich gegenseitig zu erleben und zu erfahren – als Akteure, jeder mit dem gleichen Recht. [...] Es ist ein Treffen auf dem intensivst möglichen Kommunikationsniveau. [...] Es ist nicht Einfühlung; es ist Zweifühlung (Tele) – Zusammensein, Teilen des Lebens. Es ist ein intuitiver Tausch der Rollen, eine Verwirklichung des Selbst durch den anderen: es ist Identität, die seltene, unvergessliche Erfahrung völliger Gegenseitigkeit. (Moreno, 1956; zit. nach Hutter & Schwehm, 2012, S. 193)

Hutter (2010) fasst eine erste Annäherung Morenos an den vielschichtigen Begriff der Begegnung mit folgenden sechs Bestimmungsstücken zusammen (S. 213):

1. Begegnung ist ein Interaktionsgeschehen und bedeutet „Zusammentreffen, Berührung von Körpern, gegenseitige Konfrontation, sich

gegenüberzustehen, zu kämpfen und zu streiten, zu sehen und zu erkennen, sich zu berühren und aufeinander einzugehen, zu teilen und zu lieben, miteinander auf ursprüngliche, intuitive Art und Weise zu kommunizieren, durch Sprache oder Geste, Kuss und Umarmung, Einswerden".

2. Der Terminus ist emotional, neutral und meint „nicht nur liebevolle, sondern auch feindselige und drohende Beziehungen".
3. Begegnung ist mehrdimensional: somatisch, emotional und intellektuell.
4. Später wird von Moreno ergänzt, dass die Intensität der Begegnung ein großes Spektrum umfasst. „Auf der niedrigsten Stufe gibt es Millionen einfacher, triester Begegnungen des täglichen Lebens [...]. Auf dem höchsten Niveau gibt es die seltene, durchdringende, edle Begegnung".
5. Begegnung wohnt immer ein Moment der Freiwilligkeit inne: Die Akteure begegnen sich mit „gleichem Recht" und sie „werden nicht durch eine äußere Macht in die Situation gedrängt".
6. Schließlich ereignet sich Begegnung im Hier und Jetzt, sie ist unvorbereitet, nicht strukturiert, nicht geplant, ungeprobt.

In der psychosozialen Arbeit ist die tragende Bedeutung der professionellen Beziehung längst unbestreitbar, wie Irvin Yalom schon betonte:"Was heilt ist die Beziehung", die „allerwichtigste Lektion, die der Psychotherapeut lernen muss" (Yalom, 1989, S. 475). Es ist mittlerweile nach 60 Jahren Psychotherapieeffektiv-forschung und mehr als 1000 empirischen Studien erwiesen, dass die Beziehungsvariablen konsistent höher mit den Effekten bei Klienten korrelieren als spezifische Therapietechniken (Hutter, 2010, S. 217).

In Moreno findet man so gesehen einen Vordenker, der diesem Thema schon sehr früh einen wesentlichen Teil seiner Forschung widmete. Moreno beschränkt die Bedeutung der Begegnung nicht nur auf heilendes Handeln, sondern ist der Meinung, dass auf dem Weg zum Aufbau einer neuen Gesellschaft sich alle professionellen Rollen durch die Begegnung mit ihrem Gegenüber verändern lassen müssen. „Mir schien, dass nur Menschen, die einander ‚begegnen' oder auf dem Weg sind einander zu begegnen, eine Gemeinschaft bilden können" (Moreno, 1947b, zit. nach Hutter, 2010, S. 217).

Später beschreibt Moreno heilsames Handeln mit der Formel „skill plus love", „Fähigkeiten plus therapeutische Liebe" und findet es schwierig, oder gar unmöglich, die Fähigkeiten von der Persönlichkeit des Therapeuten abzuspalten. "Die Persönlichkeit des Therapeuten ist seine Fähigkeit" (Moreno & Moreno, 1959; zit. nach Hutter, 2010, S. 218). Moreno sieht also psychosoziale Professionalität stets eingebettet in die unmittelbare Begegnung. Interessant dabei ist es zu erwähnen, dass Moreno die Wirksamkeit der Begegnungsfähigkeit nicht nur auf akademische Qualifikationen beschränkt, sondern postuliert, dass auch hier die Wahlmöglichkeit universell sein sollte und eine Reihe von Individuen in einer speziellen Situation möglicherweise helfen können.

Da ich durch das spezielle TAF-Setting wöchentlich in die Familie komme, begegne ich Frau H. in ihrem sozialen Umfeld, kenne ihre Kinder, ihren Mann und lerne im Laufe der Zeit auch ihre Eltern kennen, die im gegenüberliegenden Haus leben. Ich kam zu ihr, unterstützte sie in allen möglichen Bereichen, sei es in der Erziehung oder bei den Schulangelegenheiten der Kinder, bei Spannungen in der Ehe im Verhältnis zu ihren Eltern und ihren Geschwistern, bei ihren sozialen Kontakten oder ihren Aktivitäten. D.h. es gab Begegnungen in allen erdenklichen Formen mit ihr und in ihrem sozialen Umfeld:

Von Beginn der Betreuung an achte ich darauf mit Frau H. und ihren Kindern gemeinsam Zeit zu verbringen, um einerseits mit den Kindern in Beziehung zu treten und andererseits mir ein Bild von den Interaktionen innerhalb der Familie zu machen. Parallel dazu unternehme ich manchmal mit den Kindern im erlebnispädagogischen Sinn alleine etwas, um sie besser kennen zu lernen und unsere Beziehung zu festigen. Meistens jedoch arbeite ich mit Frau H., weil ich von Anfang an spüre, dass sie diejenige in der Familie ist, deren Not und Leid am größten zu sein scheint. Die Compliance von Frau H. ist gut und durch die gemeinsam verbrachte Zeit, etliche Gespräche, Spaziergänge und manchmal auch Wanderungen wird unser Beziehungsaufbau und ihr Vertrauen mir gegenüber gefördert. Wir arbeiten am Thema im Sitzen im Gespräch und ich setze meine Hilfs-Ich-Kompetenzen ein, indem ich sie dopple und ihre Gefühle benenne, wenn sie diese nicht aussprechen kann oder ihr diese nicht bewusst sind und stärke dadurch ihren Kontakt zu ihrem Selbst. Ich begleite sie ins Fitnesscenter, als sie ihre ersten Versuche startet sich körperlich wieder in Form zu bringen, nehme im Verlauf der Betreuung an etlichen Vernetzungsgesprächen, die schulischen Belange der Kinder betreffend, teil, ebenso an den Gesprächen in der psychiatrischen Klinik für Kinder und Jugendliche, als sowohl David, als auch einige Zeit später Simon aufgrund unterschiedlicher Problemlagen stationär abgeklärt werden müssen und unterstütze Frau H. in allen Belangen so gut es mir möglich ist.

All diese Begegnungen und Hilfestellungen in vielen sozialen Lebensbereichen festigten und förderten unsere Beziehung und ließen das gegenseitige Vertrauen sowohl in der Interaktion mit den Kindern, vor allem aber mit Frau H. wachsen.

In der Therapie war es vor allem notwendig Frau H. zuerst in den basalen Funktionen der psychosomatischen und -dramatischen Rollenebene zu stützen, um eine positive Entwicklung des Auto-Teles fördern zu können. Entsprechende psychodramatische Interventionen, die helfen, das Auto-Tele zu stärken, werden im folgenden Kapitel dargestellt.

### 4.2 Interventionen zur Nachentwicklung der auto-telischen Beziehung auf der psychosomatischen und -dramatischen Rollenebene

Eine der zentralen Techniken, um die Kompetenzen der basalen Rollenebenen bzw. die auto-telischen Rollen zu stärken, ist das Doppeln. Durch die Förderung des Affekt- und Selbstempfindens wird Kontakt zum Selbst und zu Anteilen des Selbst sowie symbolisierte Ich-Erkenntnis hergestellt. Bei Menschen mit strukturellen Defiziten wird das Doppeln eingesetzt, damit der Betroffene Bestätigung für die eigene Innenwelt bekommt und Kontakt zu seinem Selbst herstellen kann. Beim Doppeln handelt es sich um eine Art wechselseitiges Einschwingen und wird entwicklungspsychologisch aus der frühen Eltern-Kind Interaktion abgeleitet, wo sich im günstigen Fall die Eltern als Doppel zur Verfügung stellen (Stadler & Kern, 2010, S. 116-117). Dadurch kommen Betroffene wieder in Kontakt mit sich selbst, psychodramatisch gesprochen wird das Auto-Tele optimiert, die eigene Innenwelt bestätigt. Besonders bei Menschen mit eingeschränkter Selbstwahrnehmung oder unterbrochenem Selbstbezug ist das Doppeln indiziert, da die Klienten durch die doppelnde Grundhaltung der Therapeutin erfährt, sie ist mit dem Leid nicht allein, sie wird verstanden.

Es kann von der Therapeutin auch im Sitzen im Gespräch der Klientin gegenüber sitzend gedoppelt werden, indem das mitfühlende Mitdenken verbalisiert wird. Es werden aus der gegenübersitzenden Position von der Therapeutin Gefühle ausgesprochen, die die Klientin vermutlich hat, aber nicht aussprechen kann (Hintermeier, 2016).

So gibt es zwischen Frau H. und mir häufig Situationen, in denen wir uns am Küchentisch gegenübersitzend unterhalten und sie mir, angeregt durch meine Fragen von sich erzählt, dabei aber meistens eher nüchtern und sachlich bleibt. Ich kommentiere ihre Erzählungen häufig mit Sätzen wie: "Wenn ich mir das so vorstelle, macht mich das traurig....oder, das fühlt sich für mich furchtbar an.....oder, so wie Sie mir das erzählen, war es für Sie sicher sehr belastend..."

Ziel dieser Art des „explorierenden Doppelns auf der Ebene der Emotionen" (Hintermeier, 2018, S. 238) ist es bei Klienten, die aus unbewussten Gründen nicht in der Lage sind zu artikulieren, was sie bewegt oder bedrängt, diese Spontaneitätsblockade aufzuheben und die Kompetenzen der basalen Rollenebenen bzw. die authentischen Rollen zu stärken.

Durch das spezielle TAF-Setting habe ich die Möglichkeiten Frau H. sowohl als Hifls-Ich stützend zur Seite zu stehen, als auch ihre Kompetenzen zu spiegeln, z.B. bei verschiedenen Aktivitäten mit den Kindern, bei Hilfegesprächen in der Schule oder im Krankenhaus, aber auch in üblichen Alltagssituationen. Somit kann ich bedingt durch dieses spezielle therapeutische Setting im natürlichen Umfeld von Frau H. ihr Affekt- und Selbstempfinden fördern und sprachlich symbolisierte Ich-Erkenntnis herstellen, die wiederum der Förderung des Auto-Teles dienen. Durch meine doppelnde Grundhaltung erfährt Frau H., dass sie mit ihrem Leid nicht allein ist und verstanden wird. Indem ich mich einfühlend als Hilfs-Ich, ausgehend von der frühen Eltern-Kind Interaktion, zur Verfügung stelle, lernt sie nach und nach ihre Wünsche und Gefühle zu integrieren. Frau H.s Innenwelt wird durch das Doppeln bestätigt, ihr Auto-Tele nachgereift.

Beide Kinder hatten von Beginn an, als sie in die Pflegefamilie kamen, jahrelange Ein- und Durchschlafprobleme. Frau H. hat selbst genauso lange nicht durchschlafen können, da vor allem sie sich in der Nacht um die Kinder kümmerte, damit Herr H. am Morgen ausgeschlafen in die Arbeit fahren konnte. Nach der Morddrohung des leiblichen Vaters der Pflegekinder gab es nur mehr wenige Besuchskontakte und auch diese hörten bald danach ganz auf. Doch Frau H.s psychische Probleme begannen nach dem Vorfall mit der Drohung. Sie erzählt mir, dass ihre Ängste und Depressionen zu Beginn nur phasenweise auftraten, die Medikamente hätten anfangs schon noch geholfen, doch im Laufe der Jahre wurde ihr psychischer Zustand immer schlechter, bis sie schließlich kaum noch gute Phasen hatte. Früher habe sie viel gebastelt, gerne sowohl im Haus als auch im Garten gearbeitet, regelmäßig Sport betrieben (Laufen, Radfahren, Teilnahme an Wettläufen) die Aktivitäten haben ihr Freude bereitet. Jetzt empfindet sie alles nur mehr als mühsam und sinnlos. Sie habe öfters Suizidgedanken, weil sie sich manchmal nicht mehr vorstellen könne, in z.B. zwei Monaten noch am Leben zu sein, da sie nicht weiß, wie lange sie ihre Ängste und Depressionen noch aushält. Konkrete Selbstmordpläne habe sie bisher zwei Mal gehabt, doch halte sie stets der Gedanke zurück, sie könne die Kinder nicht alleine zurücklassen.

Herr H. konnte für ihre psychische Störung nie wirklich Verständnis aufbringen, da sich seiner Ansicht nach durch das Wegfallen der Besuchskontakte die Situation beruhigt habe und es keinen Grund mehr für Frau H.s Ängste und Depressionen gäbe. Ebenso empfand er auch die ADHS-Störung beider Kinder nie als Problem und sah auch nicht die dadurch vorhandene Mehrbelastung, da sich in erster Linie Frau H. um die Kinder kümmerte.

Durch Doppeln und einfühlsames Eingehen auf Frau H.s Emotionen versuche ich ihr zu vermitteln, dass sie die ganze Zeit über allein mit der schwierigen Situation zurechtkommen musste. Von ihrem Vater zeitweise, von ihrem Mann kaum unterstützt, war sie die meiste Zeit mit den Kindern und den damit verbundenen Problemen allein. Verständnis und Unterstützung bekam sie in dieser Zeit von ihrer Umgebung nur bedingt. Andererseits hat Frau H. in ihrer Kindheit scheinbar nicht ausreichend Unterstützung in Not bekommen und hat es somit auch nicht gelernt, dies bei Bedarf einzufordern. Mithilfe von Sharing, also Berichten meiner persönlichen Erfahrungen als auch denen von anderen Frauen, die sich in ähnlichen Situationen befinden, versuche ich Frau H. verständlich zu machen, dass sie in der Rolle als Mutter nicht unbedingt allein für alles zuständig ist. Sie darf auch andere Rollen leben, wie die der Partnerin, der berufstätigen Frau und vor allem sich als einen Menschen mit eigenen Bedürfnissen und Wünschen sehen, der auch Unterstützung bei der Kinderbetreuung einfordern darf und soll.

Eine weitere Basistechnik im Psychodrama, die der Stärkung des Auto-Teles dient, ist das Spiegeln. Kern (2015, S. 240) beschreibt verschiedene Einsatzbereiche der Spiegeltechnik:

- Die Protagonistin wird mit den Rollenanteilen konfrontiert, die nicht zugänglich sind
- Gewahrwerden von Beziehungsgeflechten
- Distanzierung von belastenden Szenen

Schacht (2003) spricht von der existentiellen Funktion des Spiegelns, bei der es um Ich-Erkenntnis und um Bewusstwerden der eigenen sozialen Verbindungen samt eventuell emotionaler Verstrickungen geht. Spiegeln sollte auf der Basis einer vertrauensvollen Therapeutin-Patientin-Beziehung eingesetzt werden, da das „Auseinanderklaffen zwischen Selbst- und Fremdbild" Scham oder Kränkung hervorrufen kann. Integrative Formen des Spiegelns wie „Spiegeln des Selbst" und „Affektspiegeln", die dem Bewusstmachen von unvertrauten, desintegrierten oder sich gerade entwickelnden Rollenanteilen dienen, werden vor allem bei Menschen mit Strukturschwäche angewandt.

Die Affektspiegelung setzt an der psychosomatischen Rollenebene an und hat die Funktion, der Klientin die (fragile) Basis des Selbst rück zu melden und mit ihr im Sinne des gemeinsam geteilten Erlebens (shared minds) die Emotionen zu regulieren (Hintermeier, 2018, S. 241).

Die „spielerisch markierte Affektspiegelung" (Schacht, 2003, 2009), ist ein „soziales Feedback", über welches Säuglinge Rückmeldungen über die eigenen affektiven Regungen erhalten. Auf die therapeutische Arbeit umgelegt, bedeutet dies, dass die KlientIn situationsbezogen allein durch die mimische Spiegelung der Therapeutin im Verlauf vieler Episoden lernen kann entsprechende Affekte zu empfinden und sie später auch mit Hilfe der Therapeutin zu benennen und damit zu integrieren. Schafft es die Klientin im Laufe des therapeutischen Prozesses und immer wieder erfahrenen Hilfs-Ich–Kompetenzen seitens der Therapeutin die Regulation belastender Erfahrungen stärker zu übernehmen, verändert sich auch wieder die therapeutische Beziehung.

Beim Spiegeln des Selbst (Hintermeier, 2018, S. 240) werden die Kompetenzen der psychodramatischen Rollenebene, nämlich das eigene Selbst in seiner Besonderheit zu erkennen, nachgereift. Desintegrierte Gefühle und Bedürfnisse des authentischen Rollenclusters werden gespiegelt, indem die Therapeutin in der Hilfs-Ich Rolle auf der Begegnungsbühne die Gefühle und Bedürfnisse der Klientin verbal rückmeldet, z.B.: „Ich merke gerade, dass Sie das sehr traurig macht." Dadurch werden nicht nur die eigenen Gefühle und Bedürfnisse besser wahrgenommen, sondern auch Ich-Erkenntnis hergestellt, indem die eigenen handlungsleitenden perfekten Ziele verdichtet werden:

Im Therapieverlauf lasse ich mir regelmäßig von Frau H. genau beschreiben, wie ihre Stimmung ist und wie sich ihre Ängste anfühlen. Ich höre ihr zu, frage nach, spiegle ihr mimisch meine durch ihre Erzählungen ausgelösten Emotionen und halte das Leid mit ihr gemeinsam aus. Vor allem an ihren schlechten Tagen bestätige ich sie in ihrem Schmerz, indem ich sie spiegle mit Sätzen wie: „Ich kann mir das vorstellen, wie furchtbar sich das anfühlt….." oder „...so wie Sie das beschreiben, ist das wirklich sehr schwer auszuhalten...". Weint Frau H., versuche ich sie in ihrem Schmerz zu bestätigen und ihr Leid mit ihr gemeinsam zu ertragen. Diese Szenen bestimmen vorwiegend den Therapieablauf im ersten Jahr und auch in den folgenden Jahren wiederholten sich diese Abläufe, vor allem wenn Frau H. wieder schlechte Phasen hatte. Frau H. erzählt, Herr H. verstehe ihren Zustand überhaupt nicht und meint, dass müsse doch endlich mal besser werden und sie solle sich doch „zusammenreißen".

Die körperlichen Formen des Spiegelns werden nur in speziellen Therapien angewandt, da sie in der Regel zu konfrontativ sind und in der therapeutischen Beziehung zu Irritationen führen können. Häufiger verwendet wird das verbale Spiegeln in der Form, dass Schlussfolgerungen aus gehörten Darstellungen im Sinne eines Feedbacks mitgeteilt werden. Dabei können positive Rückmeldungen risikolos gegeben werden, wohingegen bei kritischen Äußerungen Vorsicht geboten ist. Hintermeier (2018, S. 240) hat in ihrer Arbeit mit Menschen mit Persönlichkeitsstörungen eine Variante des konfrontativen Spiegelns „Spiegeln der autotelischen Beziehungsdynamik“ entwickelt, welche das auto-telische Verhalten zum Thema macht, da das klassische Spiegeln der Interaktionsdynamik für die therapeutische Beziehung zu riskant ist. In dieser Form wird das unangemessene und problematische Verhalten der Person zu sich selbst und nicht anderen gegenüber gespiegelt. Die negative Wirkung der zugrunde liegenden perfekten Ziele wird angesprochen, aber „Dadurch, dass der/die PatientIn hierdurch in erster Linie als LeidendeR angesprochen wird und in zweiter Linie als ‚TäterIn‘ (an sich selbst), wirkt diese Vorgangsweise selbstwertschonender als ein Spiegeln der Interaktionsdynamik“ (ebenda, S. 240).

Frau H. zieht sich, bedingt durch ihre Depression, immer mehr von ihrem sozialen Umfeld zurück. Natürlich hat dies auch negative Auswirkungen auf ihre Beziehung zu ihrem Mann und zu ihren Kindern. Durch ihre Schweigsamkeit und ihre größtenteils teilnahmslose Art, kann sie schwer den Kontakt zu ihrem Umfeld aufnehmen oder halten. Ihr dies in aller Deutlichkeit zu spiegeln, hätte sie in der Zeit, als es ihr sehr schlecht ging, sicher nicht ertragen und hätte ihre vorhandenen Schuldgefühle noch vergrößert. Ich habe ihr also in einfühlsamen Worten verbal gespiegelt, wie schwierig es für sie ist, die Depression auszuhalten, also sozusagen den Rückzug von sich selbst. Depressive Menschen haben Probleme Gefühle zu spüren, weder für andere, noch für sich selbst. In erster Linie leidet der depressive Mensch, da er einfach nicht anders kann, auch wenn er es sich noch so sehr wünscht. Das ist sehr schwer zu ertragen und verursacht noch zusätzliches Leid. Genau dies versuchte ich Frau H. in Sätzen wie:„....wenn ich mich in ihre Lage hineinversetze, ist das sicher schwer zu ertragen....“oder„...ich kann mir vorstellen, dass dieser Zustand kaum auszuhalten ist....“ immer zu spiegeln und ihr dadurch zu vermitteln, dass in erster Linie sie die Leidtragende ist.

Im folgenden Teil meiner Arbeit beschreibe ich die Entwicklung des Selbst, basierend auf der psychosomatischen, der psychodramatischen und der soziodramatischen Rollenebene, sowie die Entwicklungsthemen Nähe, Bindung, Autonomie und Identität, die im Erleben und Handeln des erwachsenen Menschen zeitlebens bedeutsam bleiben (Schacht, 2009).

### 4.2.1 Psychosomatische Rollenebene

In den ersten 15 – 18 Lebensmonaten entwickeln sich die Handlungskompetenzen der psychosomatischen Rollenebene. Der Säugling setzt sich von Anfang an aktiv mit seiner Umwelt auseinander und besitzt erstaunliche Möglichkeiten von sich aus an Interaktionen mitzuwirken. Das Erleben und Handeln ist an die unmittelbar wahrnehmbaren inneren und äußeren Reize gebunden. Jedoch bleibt das Kind auf regulierende Hilfs-Ich-Kompetenzen der Bezugspersonen angewiesen. In dieser Zeit hat der Säugling noch keine Möglichkeit mit sich selbst als „Objekt" in Beziehung zu treten. Er entwickelt mit der Zeit ein implizites Selbstempfinden, das nicht bewusst ist. Für uns Erwachsene ist dies normalerweise selbstverständlich und wird uns erst bewusst, wenn es verlorengeht – z.B. im Zustand einer Depersonalisierung (Schacht, 2009).

Der Säugling kann die Regulation von Emotionen noch nicht alleine steuern und lernt erst mit der Zeit durch Spiegelung seiner Affekte und durch spielerische Affektmarkierung, dass diese zu seinem Selbst gehören. Selbstwirksamkeit wird erlebt und hat in weiterer Folge positive Auswirkungen auf den Selbstwert. Der Säugling erfährt, dass er verstanden wird und seine Bedürfnisse wahrgenommen und adäquat beantwortet werden. Es bilden sich innere Repräsentationen, welche wiederum die Fähigkeit begründen, sich später als junger Mensch und als Erwachsener selbst zu beruhigen und fürsorglich mit sich umgehen zu können.

Affektabstimmungen mit den Bezugspersonen bedeuten einen weiteren wichtigen Schritt für die Identitätsentwicklung eines Kindes. Durch geteilte Affekte entwickelt sich ein prozedurales „Wir-Empfinden", im optimalen Fall stimmt sich die Bezugsperson im inneren Rollenwechsel auf das innere Erleben des Kindes ein und das Kind fühlt sich in seiner inneren Subjektivität bestätigt (Schacht, 2003).

Nach den neuesten Erkenntnissen werden wichtige Grundsteine für eine positive Entwicklung schon vor der Geburt auf der uteral-somatopsychischen Rollenebene gelegt. Die neuesten Forschungsergebnisse zusammengefasst (Biegler-Vitek, 2018, S. 80) ergeben, dass die intrauterin gemachten Erfahrungen und Wahrnehmungen für die spätere Handlungs- und Begegnungsfähigkeit des Kindes bedeutsam sind.

Auch Rudolf (2010, S. 40) bestätigt, dass frühe Beziehungserfahrungen die Entwicklung grundlegend beeinflussen. Positive, einfühlsame Beziehungserfahrungen helfen Affekte zu regulieren, ein positives Auto-Tele zu entwickeln und belastende Lebensereignisse in späteren Lebensphasen gut bewältigen zu können. Störungen innerhalb dieser frühen Interaktionen führen zu einer Anpassung an den elterlichen role-giver, es bleibt oft bei einer subjektiven Perspektivenübernahme, die autonome Erkundung der Welt wird erschwert und Spontaneität und Kreativität bleiben gehemmt. Kommt es in den frühen Beziehungserfahrungen zu einem Beziehungsabriss, wird die Regulierung der Affekte nicht erfahren und basale strukturelle Funktionen bleiben unentwickelt.

Mit den strukturellen Unterschieden der verschiedenen Rollenebenen allein lassen sich jedoch psychische Störungen nicht erklären, daher bezieht Schacht weitere bedeutende Entwicklungsthemen mit ein, wobei er sich auf den Psychoanalytiker Rudolf (2005, zit. nach Schacht, 2009, S. 26) bezieht.

- Nähe

Schon auf der psychosomatischen Rollenebene in den ersten Lebensmonaten gelingt es dem Säugling die (telischen) Impulse von Anziehung und Abstoßung, von Annäherung und Vermeidung zu regulieren. Gelingt dieser gemeinsame Umgang mit den Impulsen nicht, wird die Rolleninteraktion einseitig durch massiven Rückzug oder distanzlose Annäherung reguliert. Zusätzlich können sich das implizite Selbstempfinden und die daraus resultierende Trennung von Selbst und Anderen nicht ausreichend entwickeln.

- Bindung

In der zweiten Hälfte des ersten Lebensjahres geht es hauptsächlich darum eine möglichst sichere Bindung zu den wichtigen Bezugspersonen zu entwickeln. Für das Erleben von Sicherheit in der Welt ebenso wie im eigenen Körper ist eine möglichst stabile Bindung die Grundlage. Das Kind empfindet sich implizit als liebenswert.

Zwischenzeitlicher Verlust von Geborgenheit kann ertragen werden und lustvolle Anziehung sowie unlustvolle Abstoßung werden gemeinsam reguliert. Gelingt dies nicht, kommt es eher zu einem negativen impliziten Selbstempfinden.

Vor allem im ersten Jahr der Therapie erzählt mir Frau H. kaum etwas aus ihrer Kindheit. Sie könne sich nicht erinnern, dass ihre Mutter sie jemals umarmt oder berührt habe. Ihre jüngere Schwester wurde immer bevorzugt, mit ihr verstehe sich die Mutter heute noch besser, als mit ihr. Erst im dritten Jahr unseres Therapieverlaufs, erzählt mir Frau H., dass ihre Mutter während ihrer gesamten Kindheit getrunken hatte. Später habe ihre Mutter mit dem Trinken aber irgendwann aufgehört. Der Vater von Frau H. erzählt mir, dass es eine genetische Vorbelastung gibt, da seine eigene Mutter ihr Leben lang unter Depressionen gelitten habe und Antidepressiva nehmen musste. Auch Frau H.s jüngere Schwester leidet unter Depressionen.

Positive und einfühlsame Beziehungserfahrungen, die für die Entwicklung eines positiven Auto-Teles förderlich sind, dürften bei Frau H. in ihrer Kindheit nicht ausreichend vorhanden gewesen sein. Vermutlich war Frau H.s Mutter aufgrund defizitärer Erfahrungen in ihrer eigenen Kindheit und ihres Alkoholproblems nur teilweise in der Lage sich im inneren Rollentausch auf das innere Erleben von Frau H. empathisch einzustimmen. Somit kam es für Frau H. vermutlich schon auf der psychosomatischen Rollenebene zu einer mangelhaften Affektabstimmung und in Folge zu einer defizitären Identitätsentwicklung.

### 4.2.2 Psychodramatische Rollenebene

Der Übergang zur psychodramatischen Rollenebene (15./18. Monat – 4./6. Jahre) zeichnet sich unter anderem dadurch aus, dass sich das Kind im Spiegel erkennen kann. Es entwickelt zum ersten Mal innere Vorstellungen, die unabhängig von den unmittelbar wahrnehmbaren Reizen ist.

Das Kind entwickelt Selbstbewusstsein und ein Selbstbild, ist dabei aber auf die Bestätigung der Hilfs-Ichs angewiesen. Nur das von den Bezugspersonen verbal beschriebene eigene Erleben ist für das Kind bewusst zugänglich.

Im Spiel kann das Kind bereits so tun als-ob und es gelingt zunehmend eine Trennung von Selbst- und Rollenempfinden. Durch voranschreitenden Spracherwerb wird das Benennen von Gefühlen möglich und das Kind lernt durch Schemata, wie es mit Gefühlen umgehen und diese regulieren kann (Schacht, 2003, S. 115 ff). Indem Erwachsene das Kind spiegeln, kommt es zur Erweiterung der Ich-Erkenntnis und somit zur affektiven Bewertung des Selbst. Gefühle wie Verlegenheit und Bedauern, sowie auto-telische Emotionen wie Scham, Stolz, Reue und Schuldgefühle werden gezeigt und entwickeln sich. Jedoch können sich Selbstbewusstsein und Selbstbild des Kindes nur durch Bestätigung der Bezugspersonen entwickeln. Bei einfühlsamer Beelterung zeigen sich die ersten Formen von eigenständiger Selbstregulierung, eigene Impulse können zurückgestellt, Affekte modifiziert und Gefühle beruhigt werden. Wesentlich auf dieser Entwicklungsstufe ist der Erwerb von Autonomie. Hat das Kind eine sichere Bindung zu seinen Bezugspersonen, kann es eigenständig sein Umfeld erforschen und sich selbstwirksam erleben, da es mittlerweile fähig ist seine Bezugspersonen in Erinnerung zu behalten, auch wenn sie abwesend sind (ebenda).

Frau H. befand sich zu der Zeit, als es ihr schlecht ging, vermehrt auf der psychodramatischen Rollenebene. Die Anregung ein Wohlfühltagebuch zu führen, konnte sie nicht annehmen, da auf der psychodramatischen Rollenebene ein Perspektivenwechsel schwer möglich ist. Ihre einzige mögliche Sichtweise zu diesem Zeitpunkt war die, dass es ihr schlecht ging.

Bei einer gesunden Entwicklung kann das Kind die „psychodramatischen“ Handlungskompetenzen entwickeln und auf der Basis einer sicheren Bindung selbstwirksam und eigenständig handeln. Es kann die Welt erkunden, in Auseinandersetzung mit den Bezugspersonen Meinungsverschiedenheiten aushandeln und seinen Aktionshunger frei entfalten sowie seine eigene Schöpferkraft entfalten. Bieten die Bezugspersonen des Kindes grundsätzlich Schutz, Anerkennung, Fürsorge und Bestätigung, so entwickeln sich Rollen, in denen das Kind die Welt aktiv erkundet, aber auch Rollen, in denen es Unterstützung und Schutz annimmt. Mit den Eltern und anderen Bezugspersonen ist so ein flexibler, situationsangemessener Wechsel zwischen diesen Rollen möglich. Eltern und Umwelt sollten dem Kind einerseits ausreichend Schutz, Kontrolle und Grenzen bieten, aber es braucht auch die Herausforderung und Freiheit.

Erst im dritten Jahr unserer Therapie erzählte mir Frau H., dass sie als Kind ziemlich ungeschickt war. Hat sie sich z.B. beim Radfahren verletzt, so gab es von ihrer Mutter als erste Reaktion eine „Ohrfeige". Meistens sei Frau H. mit ihren Geschwistern, sie hat einen jüngeren Bruder, eine jüngere Schwester und einen älteren Bruder, der aber bei den Großeltern aufwuchs, draußen unterwegs gewesen oder war bei ihrem benachbarten langjährigen Kinder- und Jugendfreund. Dort habe sie sich wohl gefühlt.

Einfühlsame Beelterung und dementsprechende Bestätigung der Bezugspersonen, die das Selbstbewusstsein und das Selbstbild des Kindes stärken, waren bei Frau H. nicht ausreichend vorhanden. Ebenso dürfte sich Frau H. aufgrund einer unsicheren Bindung zu ihrer Mutter nicht wirklich selbstwirksam erlebt und genügend Schutz, Fürsorge und Anerkennung erfahren haben. Unterstützung anzunehmen war und ist für sie schwer, da sie dies in ihrer Kindheit nicht zur Genüge erfahren hat. Aus diesem Grund war das therapeutische Arbeiten auf der Begegnungsbühne (Pruckner, 2012) sehr wichtig, da sowohl durch die stabile Beziehung zwischen Frau H. und mir, als auch durch die therapeutischen Interventionen wie vor allem das Doppeln und Spiegeln eine nachträgliche Beelterung und Bestätigung ihres Selbstbildes stattfand, also das Auto-Tele von Frau H. gestärkt wurde und nachreifen konnte.

#### 4.2.2.1 Entwicklungsthemen und Rollencluster

In den ersten zwei Lebensjahren geht es grundsätzlich um zwei zentrale Entwicklungsthemen. Das Thema Bindung spielt sich vorrangig auf der psychosomatischen Rollenebene ab, wo es um Geborgenheit, verlässliche Zuwendung und Schutz geht und das Kind später angemessen seine Umwelt explorieren und zunehmend eigenständiger werden kann. Das Thema Eigenständigkeit bzw. Autonomie (hauptsächlich psychodramatische Rollenebene) betrachtet Schacht (2017) wiederum unter den verschiedenen Aspekten der Versorgung, der Selbstwirksamkeit, des Umgangs mit der Sicherheit in der Welt, des Selbstwerts und der Verantwortung. Bei all diesen Themen geht es immer um eine möglichst gelingende Balance zwischen elterlicher Unterstützung und kindlicher Autonomie. Kommt es dabei zu Entgleisungen im Sinne von einem Zuviel oder Zuwenig, führt dies in eigener Weise zu Verletzungen, Leid und Schmerz und bildet die Basis von einer Störungsentwicklung. Bei dauerhaftem Scheitern des Balanceakts zwischen Eltern und Kind kann es in unterschiedlichen Formen zur Bildung von Rollen-Clustern kommen. Umso schwerer die Störung und umso niedriger das Niveau der Integration der betroffenen Person ist, desto unverbundener sind die jeweiligen Rollen-Cluster untereinander.

Schacht (ebenda) unterscheidet bei den Rollen-Clustern wiederum verschiedene Kategorien, wobei ich in den jeweiligen Kategorien aufgrund der Vielfalt nur die autotelischen Rollencluster anführen werde, die ich vorwiegend bei meiner Klientin beobachten konnte.

- Auto-Telische Rollen-Cluster

  In Anlehnung an Jacob & Arntz (2015; zit. nach Hintermeier, 2016, S. 148) unterscheidet Hintermeier zwischen folgenden leidvollen auto-telischen Rollen:

  - Fordernde auto-telische Rollen: Die auto-telische Rolle der sich „selbst Fordernden" zeigt sich in einem Umgang mit sich selbst, bei dem Druck und Perfektionismus und Versagensgefühle bei Nichterreichen im Vordergrund stehen.
  - Strafende auto-telische Rollen: Diese zeigen sich, „wenn die auf sich selbst bezogenen Botschaften, Kognitionen und Emotionen von Selbsthass und profunder Selbstabwertung gekennzeichnet sind". Strafende auto-telische Rollen können sein: die „sich selbst Kritisierende", „sich selbst Abwertende", „sich selbst Vernachlässigende", „sich selbst Beschuldigende" [...].

  Die Beziehungserfahrungen, die mit den Eltern gemacht wurden, prägen später immer den Umgang der Erwachsenen mit sich selbst. „Wie Eltern mit mir, so ich mit mir" (Schacht, 2017, S. 12).

Ich erlebe Frau H. als genügsam und ihrem Partner gegenüber loyal. Die Belange der Kinder wie Schulangelegenheiten und -veranstaltungen, Arzt- und Kontrolltermine, Hausübungen, Lernen etc., waren in der Familie von Beginn an zur Gänze ihre Aufgabe. Als ich in die Familie kam war die Beziehung zwischen ihr und ihrem Mann schon angespannt. Herr H. kann mit ihrer psychischen Erkrankung nicht umgehen und zog sich sukzessive aus der Beziehung zurück. In der Realität sah das so aus, dass er unter der Woche abends nach der Arbeit und an den Wochenenden meist seinem Sport nachging. Gemeinsame Ausflüge mit den Kindern waren selten, die Eheleute haben miteinander ohne Kinder seit Jahren nichts mehr unternommen. Trotzdem beschreibt Frau H. ihn als guten Vater und Partner. Selbst die Tatsache, dass Herr H. sie früher bei den sie massiv belastenden Besuchskontakten mit den leiblichen Eltern der Pflegekinder selten begleitet hat und nie statt ihr hingefahren ist, um sie zu entlasten, konnotiert sie nicht negativ. Frau H. erzählt mir, dass ihr Mann mit ihrer depressiven Stimmung nicht mehr zurechtkäme und es nicht mehr mit ihr aushalte. Von mir darauf angesprochen, wie sie sich bei solchen Aussagen fühle, antwortet sie, dass sie „es ja irgendwie versteht, weil es ihr schon so lange so schlecht geht. Auch sexuell läuft schon länger nichts mehr. Sie wisse aber nicht, was sie machen soll, wenn er sie verlässt." Im Laufe des ersten Therapiejahres berichtet sie mir öfters, dass ihr Mann es in der Beziehung nicht mehr aushalte und sich immer mehr zurückziehe. Er verstehe einfach nicht, warum sich ihr psychischer Zustand nicht verbessere. Bei einem gemeinsamen Termin mit Herrn H. schlage ich dem Paar vor mindestens zweimal im Monat miteinander etwas zu unternehmen, um miteinander wieder in Beziehung treten zu können.

Die Bedürfnisse nach Zuwendung und Geborgenheit (Bindungssicherheit) stehen bei Frau H. unbewusst im Vordergrund. Dies zeigt sich vor allem in ihrer loyalen Haltung Herrn H. gegenüber. Sie kritisiert sich selbst und fühlt sich schuldig, dass sie krank geworden ist und meint ihre Rolle als Ehefrau und Mutter nicht mehr ausreichend erfüllen zu können. Sie kommt nicht auf die Idee von Herrn H. als ihr Partner und Pflegevater der Kinder mehr Unterstützung, Hilfe und Verantwortung einzufordern oder ihn für seinen Rückzug aus der Familie und sein Unverständnis für ihre Krankheit zu kritisieren. Ihre auto-telischen Rollen sind eindeutig die strafenden, indem sie sich selbst beschuldigt und kritisiert. „Sie könne ja verstehen, dass es ihr Mann mit ihr nicht mehr aushält, da ihr Zustand sich nicht verbessere, für den es ja eigentlich gar keinen Grund gäbe". Indem sie die Schuld hauptsächlich auf sich nimmt und sich kritisiert, wertet sie sich selbst ab. Gute Anteile sind nicht mehr vorhanden, sie vernachlässigt sowohl ihre Bedürfnisse, die nicht differenziert vorhanden sind, als auch ihren Körper, den sie nicht mehr annehmen kann.

### 4.2.3 Soziodramatische Rollenebene

Im Alter von 4-6 Jahren entwickeln sich beim Kind Kompetenzen (4./6. Jahr bis Postadoleszenz) und es lernt, dass zwei Menschen über ein und dieselbe Sache verschieden denken können. Die Sprache kann nun auch zum Steuern des eigenen Handelns benutzt werden (Schacht, 2009).

In dieser Zeit verschwindet das magische Denken und Kinder lernen immer besser beide Arten des Denkens in den Lebensbereichen einzusetzen, die durch die jeweiligen kulturellen Normen vorgegeben sind. In Kindergarten und Schule wird das Kind vermehrt mit Rollenerwartungen in Begegnung und Spiel konfrontiert (Schacht, 2003, S. 194).

Es ist nun möglich über das Selbst nachzudenken, das eigene Fühlen und Denken wird als subjektiv erkannt und das Kind bzw. der Jugendliche kann sich selbst aus der Perspektive eines anderen betrachten (Schacht, 2009).

Frau H. befindet sich auf der soziodramatischen Ebene, wenn es ihr gut geht. Für einen längeren Zeitraum erlebte ich dies bei ihr allerdings erst in unserem dritten Betreuungsjahr.

In der Entwicklung eines Kindes ist es für das soziale Handeln wichtig Kompetenzen zu entwickeln, die es ihm ermöglichen, einen inneren Rollenwechsel oder wechselseitig einen inneren Rollentausch mit dem Gegenüber durchzuführen. In Anlehnung an Selman spricht Schacht (2003) von vier Entwicklungsniveaus der Perspektivenübernahme. Da diese Entwicklung ebenso die Entwicklung der Beziehung zum Selbst und stabiler auto-telischer Fähigkeiten beinhaltet, gebe ich einen kurzen Überblick über die vier Entwicklungsniveaus (Schacht, 2003, S. 198-203).

Entwicklungsniveau 1

Im Alter von 5-6 Jahren entwickelt sich die differenzierte, subjektive Perspektivenübernahme. Kinder dieser Entwicklungsstufe begreifen, dass Menschen Ereignisse unterschiedlich bewerten und danach handeln und dass sie unterschiedliche Bedürfnisse haben. Jedoch bestimmen noch die eigene Perspektive und eigene Bedürfnisse das Handeln. Kommt es zu Konflikten, wird nach dem Prinzip des Entweder-Oder gehandelt, der Dominantere setzt seine Wünsche durch und der

Schwächere bemerkt, dass seine Wünsche vom anderen in der Interaktion nicht wahrgenommen werden.

Entwicklungsniveau 2

Im Alter von 10-15 Jahren wird die selbstreflexive und reziproke Perspektivenübernahme bedeutsam. Es wird wichtig, wie die eigene Person vom anderen beurteilt und in die Eigenbewertung übernommen wird. Indem mit anderen verglichen wird, kommt es zur Bewertung des Selbst. Durch verbesserte kognitive Kompetenzen entsteht ein realistisches Selbstkonzept und die Reflexion des eigenen Selbst gelingt immer besser. Trotz der beginnenden Fähigkeit, einen inneren Rollentausch und ein Sharing zu vollziehen, wird im Konfliktfall der andere überredet, seine Sicht der Dinge aufzugeben.

Entwicklungsniveau 3

Im Alter von 10-12 Jahren zeigen sich erste Ansätze von Entwicklungsniveau 3, indem es zunehmend möglich wird, die eigene Person, sowie die Beziehung zu anderen aus einer unparteiischen Beobachterperspektive zu betrachten. Es wird erkannt, dass es für eine dauerhafte Beziehung von grundlegender Bedeutung ist, unterschiedliche Rollenerwartungen zu akzeptieren und auszuhandeln. Im Konfliktfall rückt der Erhalt der Beziehung in den Vordergrund und es entwickelt sich Rollendistanz, indem die Normen der anderen verstanden werden bei gleichzeitigem Beibehalten eines eigenen, kritischen Standpunkts.

Bereichernd auf diesem Niveau ist die Entwicklung von Selbstempathie. Durch innere Repräsentationen ist es möglich, sich selbst zu trösten, zu ermutigen und zu beruhigen. Es entsteht eine selbstreflexive, auto-telische Beziehung, die es ermöglicht Mitgefühl mit dem eigenen Leiden zu empfinden.

Entwicklungsniveau 4

Erst in der Postadoleszenz wird dieses Entwicklungsniveau handlungsbestimmend. Dem Menschen gelingt es, sich aus ideologisch anmutenden Verhaftungen zu lösen und andere Normensysteme können mit innerer Distanz betrachtet werden, indem sie entweder akzeptiert oder kritisch hinterfragt werden. Somit ist die Begrenzung zu Niveau 3 überwunden, auf welchem miteinander in Konflikt stehende gesellschaftliche Haltungen noch nicht integriert werden konnten (Schacht, 2003, S. 213).

Dem Menschen ist es nicht immer möglich, alle Niveaus zu entwickeln und vielfach kommt es auf den unterschiedlichen Niveaus zu Störungen. Im therapeutischen Setting ist es also wesentlich, darauf zu achten, auf welcher Entwicklungsebene es zu Defiziten kam und was eventuell in manchen Bereichen nachgereift werden kann.

Schacht wollte gestörtes Erleben und Handeln nicht mit denselben Konzepten erfassen, die für die „normalen" Stufen der kindlichen Entwicklung verwendet werden (2009, S. 182, ff). Seiner Meinung nach lassen sich strukturelle Störungen besser abbilden, wenn sie als Übergang zwischen benachbarten Rollenebenen und Niveaus begriffen werden. Somit befinden sich die verschiedenen Störungsniveaus zwischen bzw. in den Übergängen der verschiedenen Rollenebenen. Sind die Handlungskompetenzen der jeweils niedrigeren Ebene oder des jeweils niedrigeren Niveaus nur unzureichend entwickelt, fehlen damit die notwendigen Voraussetzungen, die Kompetenzen der nächst höheren Ebene zu integrieren.

Die Beziehungen und ihre Qualität innerhalb des sozialen Netzwerkes eines Menschen, sowie die auf die kulturellen Muster der jeweiligen Gesellschaft bezogenen Rollen werden im Psychodrama durch das soziokulturelle Atom (Pruckner, 2004) erfasst. Welche Rolle in der Beziehungsgestaltung auf der Begegnungsbühne das soziokulturelle Atom in der psychodramatischen Therapie einnimmt, wird im folgenden Kapitel verdeutlicht.

## 4.3 Der Beziehungs- und Netzwerk-Aspekt des Selbst: das soziokulturelle Atom

Das aktuelle Leben und die Persönlichkeitsentwicklung eines jeden Menschen sind geprägt durch Kontakte und Beziehungen zu anderen Menschen. Es entwickeln sich im Laufe eines Lebens mit den Jahren Beziehungen zu unzähligen Menschen, mit den Eltern oder anderen primären Bezugspersonen (Geschwistern, Verwandten, Freundinnen, Partnerinnen und Bekannten, Schul-, Studien- und Arbeitskolleginnen, Lehrerinnen u.v.m.). Das „soziale Atom" erfasst diese Beziehungen und ihre Qualität.

Die kulturellen Muster der jeweiligen Gesellschaft, in welche das Individuum hineingeboren wird, in welcher es aufwächst und lebt, ergeben den kollektiven Anteil des Selbst. Die Möglichkeiten, Chancen und Begrenzungen, die ein Individuum aufgrund seiner Bevölkerungsgruppen-, Generations- und Gender-Zugehörigkeit erfährt, werden von diesen Mustern bestimmt. Ebenso verhält es sich mit den Rollenvorgaben, die von der Gesellschaft an das Individuum gestellt werden (Hutter, 2004).

Das Netz von Rollenbeziehungen um ein Individuum herum wird als kulturelles Atom bezeichnet (Pruckner, 2004). Das soziale und das kulturelle Atom werden im „soziokulturellen Atom“ zusammengeführt, in welchem die im kulturellen Atom erfassten Rollen mit den korrespondierenden Personen (des sozialen Atoms) verbunden dargestellt werden. Auch Frau H.s soziokulturelles Atom ist eindeutig von ihrem Umfeld und den Rollen der sie umgebenden Personen geprägt.

Frau H. erzählt mir, dass hauptsächlich sie für alle Angelegenheiten die Kinder betreffend verantwortlich war. D.h. sie lernte mit ihnen, ging allein zu allen Schulaufführungen, ebenso zu den Elternabenden, Elternsprechtagen, Vernetzungsgesprächen, Arztbesuchen etc. Ihr Mann geht arbeiten, sie ist für die Kinder zuständig – so war es in ihren Herkunftsfamilien üblich, wie in vielen anderen Familien in ihrer Umgebung auch. Nur im Urlaub gab es gemeinsame Freizeitbeschäftigung innerhalb der Familie, daheim ging Herr H. an den Wochenenden vorwiegend seinen sportlichen Aktivitäten nach und Frau H. unternahm allein mit den Kindern etwas (Skifahren, Radfahren, Schlitten fahren,...). Wollte sie doch einmal, dass er vom Sport zuhause blieb und mehr Zeit mit der Familie verbrachte, antwortete er, dass er das brauche und im Vergleich zu anderen Männern oft zu Hause sei. Frau H. äußerte ihre Wünsche diesbezüglich selten und wenn doch, konnte sie sich bei ihrem Mann nie durchsetzen.

Da Frau H. in einer sehr kleinen Ortschaft aufgewachsen ist und in einem Umfeld lebt, in welchem in den Familien noch eher traditionelle Rollen gelebt werden, ist es ihr lange nicht wirklich bewusst, dass Herr H. sie bei den Kindern kaum bis gar nicht unterstützt . Die meisten Familien in ihrer Umgebung leben ähnliche Rollenmuster und dienen ihr als Vergleich. Es ist wahrscheinlich, dass Frau H. defizitäre Kindheitserfahrungen hat und es dadurch nicht gelernt hat Bedürfnisse zu entwickeln und diese durchzusetzen. Ebenso hat sie in ihrer unmittelbaren Umgebung auch keine entsprechenden „role models“, an denen sie sich orientieren könnte. Im

Therapieverlauf mache ich sie immer wieder darauf aufmerksam, dass in einer Familie die Aufgaben auch anders verteilt werden können und diene ihr dabei durch oftmaliges „sharing" als „role model". Dies führte bei Frau H. im Laufe der Zeit allmählich zu einer Rollenerweiterung. Sie realisierte das die Betreuung der Kinder betreffende egoistische Verhalten von Herrn H. und begann im dritten Jahr unserer Therapie zunehmend mehr Zeit für sich alleine einzufordern und in dieser Hinsicht Bedürfnisse zu entwickeln. Ihre Rolle als Mutter und Hausfrau wurde erweitert durch die Rollen der Person Frau H., die sportliche Ambitionen und auch partnerschaftliche Bedürfnisse hat und sich gerne regelmäßig mit ihren Freundinnen trifft.

Wie relevant die Beziehungsgestaltung und die Arbeit auf der Begegnungsbühne für die Förderung des Auto-Tele ist, soll im folgenden Abschnitt erläutert werden.

## 4.4 Die Beziehungsgestaltung – Arbeit auf der Begegnungsbühne

Für Pruckner entstand der Begriff „Begegnungsbühne" aus dem Bemühen die Arbeit an der Beziehung zu würdigen. Auf dem Modell der drei Arbeitsbühnen (Pruckner, 2002) basierend sollen Therapeutin und Klientin auf der Begegnungsbühne, als auch auf der Spiel- und Sozialen Bühne die gemeinsame Beziehung möglichst mit allen Qualitäten spielerischen Handelns gestalten (Pruckner & Schacht, 2010, S. 240). Das zwischenmenschliche Geschehen wird von Therapeutin und Klientin gestaltet, aus der gemeinsamen Beziehungsdynamik kann gelernt und für den Therapieprozess genutzt werden, wenn beide grundsätzlich in der Lage sind die Beziehung mittels inneren Rollentausches zu regulieren (Schacht, 2009). In der Arbeit mit strukturell gestörten Menschen ist dies manchmal schwer möglich und es besteht die Gefahr, dass sich rigide Rollenkonfigurationen etablieren, die den therapeutischen Prozess blockieren.

Bei Frau H. nehme ich im ersten Jahr der Therapie auf der Begegnungsbühne vorwiegend eine stützende und stärkende Haltung ein, nehme ihre Ängste und depressiven Stimmungen wahr, benenne ihre Emotionen und arbeite mit ihr an ihren noch immer kaum vorhandenen Wünschen und Bedürfnissen. Durch ressourcenorientiertes Arbeiten versuche ich, ihr Selbstvertrauen zu stärken und ihr auf der Beziehungsebene eine Ich-Du Begegnung zu ermöglichen.

In der Beziehung leisten Klientin und Therapeutin Identitätsarbeit, da Impulse, Wünsche und Bedürfnisse aktiviert werden, die mit Rollen aus dem privaten, ganz persönlichen Lebensbereich verknüpft sind. Laufend müssen die Beteiligten ihre Rolle als Klientin und Therapeutin mit diesen persönlichen Rollen ausbalancieren (Krotz, 1992; zit. nach Pruckner & Schacht, 2010, S. 243).

Wechselseitige Rollenerwartungen von Therapeutin und Klientin, als auch gegebenenfalls Konflikte, die sich aus divergierenden Rollenerwartungen ergeben werden auf der Begegnungsbühne bearbeitet. Klientinnen reinszenieren in ihrem Rollenverhalten gegenüber der Therapeutin meist Beziehungsmuster aus ihrem Leben und jede therapeutische Rollenkonfiguration ist generell von vergangenen Erfahrungen der Beteiligten geprägt, daher ist es für eine Veränderung wichtig, dass Konflikte in der therapeutischen Beziehung bearbeitet werden. Je rigider die gemeinsam gestaltete Rollenkonfiguration ist, umso schwieriger sind die Probleme zu lösen. Untersuchen Therapeutin und Klientin die Hintergründe dieses Musters kann der unter Umständen stockende therapeutische Prozess wieder in Gang gebracht werden. Im günstigsten Fall entwickeln sich im Therapieverlauf komplexe und flexible Rollen um Störungen in der Interaktion gemeinsam zu bewältigen und dies bietet wiederum die Möglichkeit für zwischenmenschliches Lernen. In ihrer Beziehungsgestaltung regulieren Therapeutinnen kontinuierlich die Spannung zwischen der therapeutischenRolle und anderen persönlichen Rollen (Pruckner & Schacht, 2010, S. 248).

Vor allem im ersten Jahr der Therapie bekomme ich von Frau H. manchmal am frühen Morgen (wenn ich mit ihr alleine arbeiten wollte, besuchte ich sie am Vormittag, da wir zu dieser Zeit ungestört waren) ca. eine Stunde vor unserem ausgemachten Treffen eine SMS, dass ich doch ½ bis eine Stunde später kommen solle und gab dafür keine Erklärung ab. Ebenso gestaltete sich häufig das Ende unserer Treffen, indem ich mehr oder weniger spürte, dass es für heute genug war. Ich bat Frau H. oft, sie solle es mir sagen, aber sie zeigte es mir meistens indirekt, indem sie den Terminkalender holte. Sie beantwortete auch meine SMS, die meistens unsere Termine betrafen, oft erst nach einigen Tagen oder reagierte nicht auf meine Anrufe. Erst im Laufe der Zeit, als die Beziehung zwischen Frau H. und mir vertrauensvoller und gefestigter wurde, sprach sie explizit ihre Bedürfnisse aus und erzählte mir, dass es ihr am Morgen manchmal so schlecht ginge, dass sie sich, wenn die Kinder aus dem Haus waren, noch einmal niederlegen musste.

Ich musste die Gestaltung unserer Treffen, vor allem aber die sehr kurzfristigen Änderungen ihrerseits vorerst akzeptieren. Aber im Laufe der Zeit signalisierte ich ihr, dass es für mich auch nicht immer einfach sei, zeitlich so flexibel zu sein und ihr manchmal tagelanges Stillschweigen meine wöchentliche Arbeitseinteilung erheblich erschwerte. Trotz meines Verständnisses für sie, erlebte ich ihr Verhalten persönlich als Begegnungsabsage. Indem ich mit ihr darüber sprach, konnten wir diese Störung in unserer Interaktion gemeinsam bewältigen.

Pruckner & Schacht (2010) stellen fest, dass für die Gestaltung der Beziehung zwischen Therapeutin und Klientin die dialogische Grundhaltung ebenso grundlegend ist, welche von der Therapeutin sowohl persönliches Engagement als auch den Mut abverlangt, sich in persönlichen Rollen zu zeigen und die mögliche Begegnung mit all ihrer Schutzlosigkeit einzugehen. Der vertraute Rahmen des Beziehungsgeschehens wird dann überschritten, wenn die vertrauten Rollen keine Möglichkeit mehr zur Orientierung bieten. Gehen beide Beteiligten das Risiko ein, sich mit „all ihren Stärken und Schwächen" zu zeigen und Stellung zu beziehen, kommt es zu einer Ich-Du-Begegnung. Identifizieren sie sich jedoch zu sehr mit ihren sozialen Rollen (geringe Rollendistanz) besteht die Gefahr, dass die Balance zwischen der Rolle als Therapeutin/Klientin und den persönlichen Rollen misslingt.

Zu dieser Zeit bestanden meine Interventionen in erster Linie darin, regelmäßig, d.h. wöchentlich für Frau H. da zu sein, ihre depressiven Stimmungen mit ihr gemeinsam auszuhalten, sie darin zu bestärken durchzuhalten und daran zu glauben, dass eine Besserung ihres Zustandes möglich ist. Es war noch nicht möglich Veränderungen in Frau H.s Leben zu erreichen, daher nahm ich sie in erster Linie in ihrem Leid wahr, spiegelte ihr meine emotionale Betroffenheit angesichts ihrer zeitweise großen Verzweiflung und ermöglichte ihr positive Beziehungserfahrungen, indem ich sie ermutigte sich dem Leben zu stellen und ihr sowohl Grenzen, konstruktive Kritik als auch das Erleben von Selbstwirksamkeit vermittelte. Zu diesem Zeitpunkt war es vor allem wesentlich Frau H. durch eine komplementäre Rollengestaltung zu stabilisieren.

### 4.4.1 Das Komplementaritätsprinzip

Nach Schacht (2009) bedeutet das Komplementaritätsprinzip, dass Rollenerwartungen der Klientinnen partiell komplementär beantwortet werden. Nimmt die Therapeutin

„eine spielerische Haltung des Als-ob“ im Umgang mit den Rollenerwartungen der Klientin ein, entwickelt sich eine stabile, tragfähige therapeutische Beziehung. Die Klientin erlebt Interesse, Geborgenheit und Verständnis, ihre Wünsche und Ängste werden wahrgenommen und durch diese Erfahrungen ihr implizites Beziehungswissen erweitert. Schacht (2009, S. 239) begreift die komplementäre Rollengestaltung auch als Bestandteil ressourcenorientierten Arbeitens, da das Selbstvertrauen der Betroffenen gestärkt wird und darüber hinaus durch die Erfahrung nicht zurückgewiesen und kritisiert zu werden das Vertrauen in andere Menschen gestärkt wird. Dadurch wächst gleichzeitig die Bereitschaft das Risiko einer möglichen Ich-Du Begegnung einzugehen. Einerseits werden Therapeutinnen dem Bedürfnis der Klientinnen nach Zuwendung und Bestätigung gerecht und andererseits wird an den meist ängstigenden Lebensthemen und den entsprechenden Rollenmustern gearbeitet. Eine partiell komplementäre Gestaltung der eigenen Rolle erfordert auch von der Therapeutin ihre Empfindungen möglichst bewusst wahrzunehmen und mittels soziodramatischer Handlungskompetenzen zu interpretieren.

Im Gegensatz zur vollkommenen Komplementarität, die auf Dauer zur Reinszenierung von rigiden Rollenkonfigurationen mit leidvollen Erfahrungen seitens der Klientin führen können, vermittelt die Therapeutin bei partiell komplementärer Beziehungsgestaltung implizit, „dass andere Menschen zwar Anerkennung und Bestätigung geben können, jedoch eigenständige Personen sind, die nicht bedingungslos zur Verfügung stehen“ (Pruckner & Schacht, 2010, S. 246).

Während des Therapieverlaufs spreche ich Frau H. immer wieder auf ihre, wenn auch spärlichen Kindheitserfahrungen an, obwohl sie lange offensichtlich nicht versteht, wozu das gut sein soll. Ebenso lasse ich mir von ihr immer wieder ihre Ängste beschreiben, was uns unmittelbar zu einem weiteren heiklen Thema, nämlich ihren Substanzmissbrauch (Einnahme von Tranquilizern) führt. Obwohl sie es sich sichtlich nicht vorstellen kann, jemals ohne diese Medikamente leben zu können, rede ich sie regelmäßig darauf an und bespreche mit ihr gemeinsam alternative Handlungsweisen und Entzugsmöglichkeiten (ambulant oder stationär).

Nach ca. einem halben Jahr unseres Therapieprozesses mache ich sie regelmäßig auf den Substanzmissbrauch aufmerksam und versuche sie die Kinder betreffend, erziehungsmäßig behutsam zu beraten, ohne sie dabei zu kritisieren. Indem ich in dieser Zeit immer für Frau H. da bin, sie begleite und stütze, sie verstehe und in all ihren Befindlichkeiten wahrnehme, erlebt sie Verständnis und Geborgenheit und kann ihr implizites Beziehungswissen erweitern. Trotzdem versuche ich sie auch zu motivieren wieder regelmäßig Bewegung zumachen und Freundinnen zu treffen, sie aus ihrem sozialen Rückzug hervorzuholen. Ich spreche sie immer wieder auf unangenehme Themen, wie die Kindererziehung und ihren Tranquilizerkonsum an und nehme zunehmend eine partiell komplementäre Haltung ein.

Inwieweit Frau H.s psychische Störungen zu Begegnungsabsagen führen können wird im nächsten Kapitel beschrieben.

### 4.4.2 Störung als Begegnungsabsage

Schacht (2009, S. 96) postuliert, dass psychische Störungen in aller Regel darauf basieren, dass *perfekte* Ziele verfolgt und hauptsächlich auf der psychosomatischen und psychodramatischen Rollenebene (siehe Kapitel 3.5.1 und 3.5.2) reguliert werden, ohne dass „soziodramatische" Kompetenzen ausreichend integriert sind. Gleichzeitig dienen Vermeidungsziele der Wahrung der eigenen Autonomie. Diese perfekten Ziele verhindern jedoch Ich-Du-Begegnungen und haben eine Begegnungsabsage zur Folge. „Es wird vermieden, dass sich die Beteiligten ‚mit ihrem ganzen Wesen' voll und ganz, mit ‚allen Kräften und Schwächen', in den Prozess des Gebens und Nehmens einbringen" (Moreno, 1993; zit. nach Schacht, 2009, S. 97). Therapeutisch geht es vor allem darum, die Dynamik der Vermeidung zu thematisieren und gleichzeitig die Bereitschaft für eine Ich-Du-Begegnung zu stärken. Diese sind nur dann möglich, wenn *imperfekte* Ziele verfolgt werden und die Qualitäten aller drei Rollenebenen integriert sind. Ziele können also mit Handlungskompetenzen der psychosomatischen und psychodramatischen Rollenebene mit Hingabe und Intensität verfolgt werden und Rollendistanz (soziodramatische Ebene) ermöglicht gleichzeitig eine Haltung des Als-ob.

Frau H. erzählt mir, dass sie immer wieder versucht, ihrem Mann gegenüber zu verbergen, wie schlecht es ihr eigentlich geht, da er ihre Krankheit nicht versteht und ihr dadurch auch nicht helfen kann. Sie will ihn nicht zusätzlich belasten und verbirgt vor ihm sowohl ihre Angstzustände, als auch ihre depressiven Stimmungen so gut es geht. Im Laufe der Zeit erkenne ich aufgrund ihrer Biografie, dass sie in ihrer Kindheit von ihrer Mutter vernachlässigt und bei Kummer und Leid weder getröstet noch verstanden wurde. In ihrer Familie war es auch nicht üblich Probleme oder Konflikte zu besprechen, da ihre Mutter dem immer aus dem Weg ging.

Frau H. hat es schon in frühester Kindheit gelernt sich bei Kummer und Sorgen zurückzuziehen und die Probleme weitgehend alleine zu bewältigen, da sie von ihren Bezugspersonen nicht die adäquate Response bekam. Ihre perfekten Ziele sind es also, Probleme alleine zu bewältigen, um Begegnungsabsagen und Enttäuschungen zu vermeiden. Zusätzlich hatte sie ihre Mutter als „role model“, die den Problemen immer aus dem Weg ging und Konflikte nie direkt ansprach.

Erst im dritten Jahr unserer Therapie - Frau H. ging es schon wesentlich besser - war es ihr möglich, sich an bestimmte Situationen aus ihrer Kindheit zu erinnern und mir diese zu beschreiben. Sie musste z.B. häufig im kleinen Lebensmittelgeschäft in ihrer Ortschaft, wo sich alle gegenseitig kennen, Alkohol für ihre Mutter holen und dort anschreiben lassen. Frau H. habe das gehasst und sich dafür geschämt. Sie kann sich aber nicht erinnern, darüber jemals mit ihrer Mutter gesprochen oder sich gegen diese Aufträge gewehrt zu haben. Ich lasse Frau H. eine dieser Situationen auf der Tischbühne aufstellen.

Indem ich Frau H. bestimmte Szenen aus ihrer Kindheit auf der Tischbühne oder real aufstellen lasse und sie nach ihren dazu aktuellen Gefühlen frage, bearbeite ich biografisch bedeutsame Szenen und versuche im Therapieverlauf Frau H. die zugrunde liegenden kindlichen Gefühle und Bedürfnisse, die nicht ins Alltagsbewusstsein integriert sind, erlebbar zu machen und somit ihre Selbstakzeptanz und Selbstempathie zu fördern. Zusätzlich versuche ich ihr schonend zu vermitteln, dass dieses Vermeidungsverhalten gegenüber den Anderen zu Begegnungsabsagen führt und wahre Ich-Du Begegnungen verhindert.

Um für die Störungsentwicklung der auto-telischen Beziehung ein besseres Verständnis zu bekommen, erläutere ich im folgenden Kapitel das komplexe Zusammenspiel von Beziehungs- und Begegnungsstörungen, die der defizitären Entwicklung des Auto-Teles zugrunde liegen.

## 4.5 Störungsentwicklung und auto-telische Beziehung

Meine Hypothese ist, dass sich bei Frau H. durch das traumatische Erlebnis mit dem leiblichen Vater der beiden Pflegekinder (Drohung die ganze Familie umzubringen) einerseits und die jahrelange Belastung bedingt durch die spezielle Problematik der Pflegekinder andererseits, eine psychische Störung ausgelöst wurde (Depressionen und Ängste) der mit hoher Wahrscheinlichkeit eine strukturelle Störung zugrunde liegt.

Krüger (2015, S. 351) postuliert, dass strukturelle Störungen bei einem depressiven Menschen mit Identitätskonflikten vor allem daran zu erkennen sind, dass er „ein auffälliges Ungleichgewicht zwischen Anpassung und Aktualisierung seines Selbst hinnimmt und wenig Problembewusstsein für dieses Ungleichgewicht hat“. Die Wahrscheinlichkeit einer strukturellen Störung ist bei rezidivierenden schweren Episoden größer als bei einer einmaligen depressiven Episode.

Bei Menschen mit strukturellen Störungen sind aufgrund frühkindlicher Interaktionsstörungen die affektiven, emotionalen und regulativen Fähigkeiten mangelhaft entwickelt. Durch diese erhöhte Vulnerabilität werden diese Klienten bei Belastungen von ihrem Innenleben überflutet und die ohnehin fragilen Selbststrukturen scheinen sich aufzulösen, ohne dass sie etwas dagegenhalten können (Rudolf, 2006, S. 43). Frau H.s Konsum von Tranquilizern, ohne welche sie lange Zeit nicht auskam, ersetzt gewissermaßen die ihr fehlende Rolle der Selbstberuhigung.

Entwicklungspsychologisch gesehen handelt es sich bei strukturellen Störungen um Defizite im Erleben und Handeln, die nicht nur zu einem Zeitpunkt der Entwicklung entstehen, sondern aus einem komplexen Zusammenspiel von Beziehungs- und Begegnungsstörungen auf allen drei Rollenebenen resultieren. „Gestörtes Erleben und Handeln hat seinen Ursprung in Anpassungsleistungen an zum Zeitpunkt der Entstehung nicht anders zu bewältigenden Lebensbedingungen“ (Schacht, 2009,S.

85). Motivationale Dynamik und selbstverstärkende Rückkoppelung führen zu Rollenkonfigurationen und Interaktionsmustern, die sich in Beziehungen im späteren Leben wiederholen. Diese Rollenkonserven und die damit verbundenen Ziele der basalen Rollenebenen, nämlich Zuwendung und Liebe zu erhalten, werden weiter verfolgt, obwohl die ursprüngliche Anpassung nicht mehr notwendig ist.

> Durch Rollenübernahme bestimmen die Rollenkonfigurationen auch die auto-telische Beziehung zum Selbst. Dadurch bleiben sie u.U. langfristig stabil, selbst wenn die Bedingungen, die ursprünglich die Anpassung erforderlich machten, nicht mehr wirksam sind, und obwohl das Handlungsmuster mittlerweile Leid verursacht. [....] Innere Repräsentationen von früheren Beziehungserfahrungen prägen die auto-telische Beziehung zum Selbst. Mittels Rollenübernahme werden Rollenerwartungen der Eltern Teil der Persönlichkeit. Werden eigene Annäherungs– und Vermeidungsziele nicht erreicht, richtet die Person negative Emotionen gegen das Selbst, die von den biografisch gemachten Erfahrungen geprägt sind. (Schacht, 2009, S. 90-91)

Durch das Verfolgen perfekter Ziele kreiert der Mensch unbewusst sein eigenes Leid und sieht sich als Opfer, ohne sich bewusst zu sein, dass er maßgeblich zu seinem Opfersein beiträgt. Dadurch kann er für sein Tun keine Verantwortung übernehmen und hat keine Möglichkeit, anders zu handeln. Schacht (2009, S. 92 ff) unterscheidet zwischen „perfekten" Annäherungszielen (z.B. perfekt Leistung zu erbringen und Stärke zeigen) und „perfekten" Vermeidungszielen (z.B. Schwäche und Verletzlichkeit darf nicht gelebt werden). Perfekte Annäherungsziele sind nach Schacht (2009) Ausdruck passiver Bedürfnisse nach Zuwendung und Anerkennung, wohingegen Vermeidungsziele immer auch Ausdruck des Bemühens um Wahrung der eigenen Autonomie sind.

Zu Betreuungsbeginn hatte Frau H. kein realistisches Bild ihrer Ehe. Für sie war Herr H. der perfekte Vater und Ehemann, der für die Familie alles tat. In Wirklichkeit hatten sie sich schon lange auseinandergelebt und Herr H. ging nach der Arbeit seine eigenen Wege. Für die Kinder war vorwiegend Frau H. zuständig. Frau H. empfand dies als normal und bemühte sich sehr, allen Alltagsanforderungen gerecht zu werden.

Zusätzlich versuchte sie ihre Panikattacken und Depressionen zu verbergen, da sie Angst davor hatte Herrn H. zu verlieren.

Eine gute Mutter, Ehefrau und Hausfrau zu sein, waren Frau H.s perfekte Annäherungsziele und ihre Bedürfnisse, Zuwendung und Anerkennung zu bekommen, kamen zum Ausdruck, indem sie allen realen und vermeintlichen Anforderungen ihrer Umgebung gerecht wurde und dabei keine Schwäche zeigen konnte, außer in Form ihrer psychischen Erkrankung. Dass Herr H. in ihrer Ehe egoistisch, wenig einfühlsam und verständnislos ist und sie zudem mit den Kindern, auch in schwierigen Situationen (Besuchskontakte, Schul- und Klinikgespräche etc...) meistens alleine lässt, wurde ihr erst allmählich im Laufe unseres mehrjährigen Therapieprozesses vor allem durch das Arbeiten am Thema im Gespräch bewusst.

Werden Handlungskompetenzen unter optimalen Umständen erworben, so kann die Qualität aller drei Rollenebenen gut integriert werden und es entwickelt sich eine gute Rollendistanz. Eine spielerische Als-ob Haltung ermöglicht es, sich von den mit Vehemenz verfolgten Zielen der basalen Rollenebenen zu distanzieren. Der Betreffende bemüht sich zwar seinen Idealvorstellungen näher zu kommen, kann es aber gut aushalten diese nicht zu erreichen. In diesem Fall handelt es sich um imperfekte Ziele, die aber viele Wahlmöglichkeiten und Freiheiten eröffnen und Ungewissheiten aushalten lassen. Perfekte illusionäre Zielsetzungen hingegen können nicht erreicht werden, sind unbewusst handlungsleitend und werden auf der psychosomatischen und psychodramatischen Ebene reguliert (Schacht, 2009).

Frau H. schildert mir im Laufe unseres Therapieprozesses nach und nach Szenen und Situationen ihrer Kindheit. Ihr Vater sei eigentlich meistens nicht dagewesen, entweder war er in der Arbeit oder ging seinen sportlichen Interessen nach. Ihre Mutter habe sich zwar um das leibliche Wohl der Kinder gekümmert, aber sie sei schon immer am liebsten alleine gewesen und wollte „ihre Ruhe haben". Gab es Probleme, hat sie sich zurückgezogen und tut dies auch heute noch. Frau H. kann sich nicht erinnern von ihr jemals umarmt oder in einer anderen Art und Weise liebevoll berührt worden zu sein. Reden wir über Frau H.s depressive Stimmungen, panikartigen Zustände oder Ängste, so ist sie es gewohnt mit niemandem darüber zu sprechen und alles mit sich selbst auszumachen, da sie nicht „jammern“ will und ihr sowieso niemand helfen kann. Ihr Mann habe nie verstanden, was ihr eigentlich fehle und immer nur darauf gewartet, dass es besser werde. Somit sind die Psychopharmaka und die Tranquilizer, die ihr helfen über den Tag zu kommen, ihre einzige Stütze.

Frau H. hatte in ihrer Kindheit offensichtlich in ihrer Mutter keine verlässliche, verfügbare Bezugsperson, die sie in die Arme genommen, getröstet oder ihr bei Kummer zugehört hat. Sie hat es damals schon gelernt nicht zu „jammern“ oder über Sorgen und Probleme zu sprechen. Wer hätte ihr auch zugehört? Eine Sicherheit und Geborgenheit bietende Beziehung zu ihrer Mutter hat es scheinbar nicht gegeben. Heute geht Frau H. ähnlich mit sich selbst um. In ihrem Leid Hilfe und Unterstützung von außen zu holen, indem sie darüber spricht, ist für sie schwer umsetzbar, da sie in ihrer Kindheit diesbezüglich keine positiven Erfahrungen machen konnte und sie daher der Meinung ist, dass ihr sowieso niemand helfen kann. Ihre wichtigsten Hilfs-Ichs wurden im Laufe ihrer psychischen Erkrankung die Medikamente. Frau H. konnte in ihrer Kindheit auf den drei Rollenebenen nur bedingt entsprechende Handlungskompetenzen und daraus resultierend eine gute Rollendistanz entwickeln, da ihre Bedürfnisse nach Sicherheit, Nähe und Geborgenheit nicht adäquat beantwortet wurden. Ihr perfektes Annäherungsziel ist es, allen Anforderungen des Alltags, wie eine gute Mutter, Partnerin und Hausfrau zu sein, gerecht zu werden, gut zu funktionieren. Ihr Vermeidungsziel ist es Schwäche und Verletzlichkeit zu zeigen. Schwäche und Verletzlichkeit kann sie nur unbewusst in Form einer psychischen Erkrankung ausdrücken, die Fürsorge und Zuwendung des sozialen Umfelds unumgänglich machen. Schwierig an der Situation ist, dass Frau H. Zuwendung und Fürsorge in dem Ausmaß, in dem sie es bräuchte noch immer nicht bekommt und sie es aber auch nicht gelernt hat, ausreichend positive auto-telische Fähigkeiten zu entwickeln, also mit sich selbst fürsorglich und achtsam umzugehen. Ich versuchte sowohl sitzend, als auch bei unseren etlichen Spaziergängen gehend durch Arbeiten am Thema im Gespräch Frau H. doppelnd ihre Innenwelt zu bestätigen und sie in Kontakt zu sich selbst zu bringen. Durch Affektspiegeln, Affektbenennung und einfühlsames Doppeln mache ich ihr unvertraute und desintegrierte Rollenanteile bewusst und stärke dadurch ihr Auto-Tele.

Das Wissen um strukturelle Defizite ist Voraussetzung dafür entwicklungsfördernde therapeutische Interventionen zu setzen. Im folgenden Teil möchte ich jene Kategorien struktureller Defizite näher anführen, welche die auto-telische Beziehung betreffen.

## 4.6 Die Besonderheiten des Auto-Teles aus struktureller Sicht

Um die auto-telische Beziehung besser verstehen zu können, ist es erforderlich, einen Blick auf das Selbst als Subjekt und als Objekt zu werfen. Im Psychodrama wird das Selbst-als-Objekt in erster Linie als Gesamtheit aller inneren Repräsentationen der eigenen Person verstanden. Diese beeinflussen die auto-telische Beziehung des Menschen zur eigenen Person. Ebenso wie bei den telischen Prozessen kann auch bei auto-telischen Prozessen zwischen konativen und kognitiven Aspekten unterschieden werden. Die emotionale Beziehung zur eigenen Person, wie das Selbstwertgefühl und die Gefühle Stolz, Scham und Schuld sind der konativen Komponente zuzuordnen. Geht es bei der kognitiven Komponente telischer Prozesse um die Wahrnehmung des Anderen, um den inneren Rollentausch mit ihm, so geht es analog auto-telisch um die Wahrnehmung, um das Wissen um das eigene Selbst, also die Selbst-Empathie (Schacht, 2003, S. 35).

Mit dem Selbst-als-Subjekt werden die spontanen, autonomen Handlungsfähigkeiten verbunden wie das eigene Wahrnehmen, Erleben und Handeln. Alle verfügbaren Kompetenzen, die der Handlungs- und Selbstregulation dienen, sind dem Selbst-als-Subjekt zuzuschreiben. Ein wichtiger Aspekt des Selbst-als-Subjekt ist die Selbstverantwortung, d.h. die Urheberschaft für das eigene Handeln übernehmen zu können. Identität sieht Schacht als einen kreativen Akt des „Selbst als Subjekt", die der Handlungs- und Selbstregulation dient und „über eine eigene Identität zu verfügen, sich als role giver und role receiver in verschiedenen Situationen mit wechselnden Interaktionspartnern als ein und derselbe Mensch darstellen zu können" (ebenda, S. 37).

### 4.6.1 Auto-Tele und die Beziehung zum Selbst

Schacht (2009, S. 186) erstellte für seine Strukturtheorie drei Kategoriengruppen:

- Auto-Tele: Beziehung zum Selbst

- Handlungs- und Selbstregulation
- Rolleninteraktion

Bezugnehmend auf meine Forschungsfrage gehe ich explizit auf das Auto-Tele und die Beziehung zum Selbst ein, die nach Schacht (ebenda) folgende Kategorien umfasst.

- Selbstreflexion
- Selbstkonzept
- Identität
- Selbstverantwortung
- Körpererleben/Körperwahrnehmung

Im Bereich Auto-Tele, die Beziehung zum Selbst betreffend, ist es wichtig, auf das Selbstbild zu achten, werden Rollen integriert oder ist die Rollendistanz eingeschränkt, dominieren einseitig positive oder nur negative Facetten des Selbst? Inwieweit ist Interesse da über sich selbst nachzudenken und das eigene Tun zu reflektieren? Werden Rückmeldungen und Kritik ins Selbstbild aufgenommen, erlebt sich der Mensch als selbstwirksam, als Urheber des eigenen Tuns, oder fühlt er sich dem externen Geschehen ausgeliefert? Werden für den eigenen Körper positive Gefühle empfunden und körperliche Makel akzeptiert oder dominiert ein verzerrtes Bild des eigenen Körpers. Kann Selbstverantwortung übernommen werden und ist eigenes Identitätserleben möglich? Bei Frau H. waren in allen Kategorien, die das Auto-Tele betreffen, deutliche Defizite zu erkennen.

Frau H. hat vor allem zu Beginn des Therapieverlaufs Mühe sich mit problematischen Themen auseinanderzusetzen. Sie wirkt sehr belastet, ist depressiv und wird rasch müde. Um nach der Arbeit am Thema im Sitzen entspannen zu können, machen wir häufig einen Spaziergang, bei dem wir wenig bis gar nicht sprechen. Auf meine Fragen, was sie sich denn wünsche, was ihr gut tun würde, antwortet sie lediglich „sie wolle, dass es besser wird". Frau H. erzählt mir, dass sie früher sehr sportlich war und mit ihrem Mann gemeinsam regelmäßig an Wettläufen teilgenommen habe. Jetzt hat sie über 25 kg zugenommen. Sie weiß, dass ihr Bewegung zwar gut tun würde, könne sich dazu aber die meiste Zeit nicht überwinden. Ihr Mann kritisiere sie manchmal mehrmals in der Woche wegen ihres Aussehens und verstehe einfach nicht, was mit ihr los sei. Im ersten Jahr unserer Therapie spricht Frau H. selten bis gar nicht über ihre Gefühle. Situationen, die sie belasten, steht sie einfach durch, oder entzieht sich diesen, soweit es möglich ist.

Frau H. tut sich sichtlich schwer über sich selbst nachzudenken und ihr eigenes Tun zu reflektieren. Ihr Leid und ihren Schmerz nimmt sie zwar wahr, aber sie fühlt sich offensichtlich dem externen Geschehen ausgeliefert und erlebt sich in keiner Weise als selbstwirksam. Für ihren Körper empfindet sie nur negative Gefühle, die noch dazu von wenig einfühlsamen und abwertenden Kommentaren ihres Mannes verstärkt werden. Auf diese offensichtlichen Kränkungen reagiert sie gar nicht oder mit Schamgefühlen. Wünsche und Bedürfnisse können nicht artikuliert werden und sie hat keine Freude mehr am eigenen Tun. Ihren Mann sieht Frau H. zu diesem Zeitpunkt eindeutig überhöht und sie zeigt eine starke Tendenz zur Abhängigkeit. Emotionale Bilder kann sie, wenn überhaupt, maximal von ihren Kindern entwickeln.

Frau H.s Beziehung zum Selbst ist in allen Bereichen defizitär. Ihre Rollendistanz ist eingeschränkt, ihre Selbstwahrnehmung erfasst vorrangig äußerliches, konkretes Handeln in bestimmten Situationen und sie zeigt wenig Interesse über sich selbst nachzudenken. Stimmungsmäßig dominieren vorwiegend negative Facetten des Selbst und Kritik wird nicht dauerhaft ins Selbstbild aufgenommen. Frau H. verzichtet fast zur Gänze auf eigene Gestaltungsmöglichkeiten, verfügt nur über begrenztes Erleben von Urheberschaft und Selbstwirksamkeit und hat auf ihren Körper bezogen nur negative Gefühle, den sie weder sehen noch wirklich berühren will.

Die ADHS Problematik beider Kinder stellen für Frau H. eine große Herausforderung dar. Um sie zu entlasten wurde, von der zuständigen Sozialarbeiterin empfohlen, beide Kinder an maximal drei Tagen in der Woche in die Nachmittagsbetreuung zu geben. Frau H. kann aber die ihr verbleibende freie Zeit nicht positiv für sich nutzen, da sie es alleine zuhause schwer aushält, weil sie nichts mit sich anzufangen weiß. Sie kommt nur ins Grübeln oder muss sich von dem für sie sehr anstrengenden Tag ausrasten. Stattdessen will sie eine Teilzeitarbeit finden, damit sie aus dem Haus kommt und Abwechslung in ihr Leben bringt. Auf Fragen ihre Befindlichkeit und Stimmung betreffend antwortet sie immer mit „schlecht“ und kann diesen Zustand schwer differenzieren. Zu diesem Zeitpunkt kann Frau H. nur mit hoch dosierter medikamentöser Unterstützung einschlafen, wacht aber frühmorgens auf und kann dann nicht mehr einschlafen, weil sie sich Sorgen macht, zu spät aufzustehen und es dann in Folge nicht zu schaffen die Kinder rechtzeitig für die Schule fertig zu machen.

Im ersten Jahr der Therapie ist Frau H.s Auto-Tele sehr schwach ausgeprägt. Sie kann keine differenzierten Wünsche oder Bedürfnisse sich selbst betreffend äußern, außer dass „alles besser werden soll". Sie ist nicht mehr in der Lage sich selbst Gutes zu tun und spürt auch nicht, was ihr gut tun würde. Frau H. verfügt über keine Selbstempathie, fühlt sich höchstens schuldig für ihre psychische Störung, da sie die ihr zugeschriebenen Rollen als Mutter der Kinder und Partnerin ihres Mannes nicht mehr zufriedenstellend wahrnehmen kann. Die Beziehung zu ihrem Selbst ist gestört, ihr Selbstwert schwach. Die einzige Möglichkeit, die ihr verbleibende Zeit sinnvoll auszufüllen, sieht Frau H. in einer Teilzeitarbeit, damit sie zusätzlich Geld verdienen und sich auf diese Art nützlich machen kann.

Trinkel und Schacht (2018) schreiben über die Beziehung zum Selbst, dass wir in der Regel so mit uns umgehen, wie unsere Eltern uns behandelt haben. „Als Kind vernachlässigt, vernachlässigen wir uns als Erwachsene selbst usw. Der auto-telische Umgang mit dem Selbst folgt dabei dem Grundprinzip der Bewältigungsrollen. Es geht darum, doch noch Bedürfniserfüllung zu erreichen, ohne das Erleben eigener kindlicher Not und Verletzung zuzulassen" (S. 67).

Frau H. scheint in ihrer Kindheit defizitäre Erfahrungen gemacht zu haben, indem sie angepasst funktionieren musste und ihre Bedürfnisse nicht adäquat beantwortet wurden. Das Gefühl der Selbstwirksamkeit, implizites Selbstempfinden und ein daraus resultierender gesunder Selbstwert (Anteile des Auto-Teles) konnten sich bei Frau H. scheinbar nicht ausreichend gut entwickeln, um belastende Lebensereignisse in späteren Lebensphasen gut bewältigen zu können.

Sie geht sehr hart mit sich um. Obwohl es ihr so schlecht geht, sie offensichtlich nur mehr für die Familie funktioniert und sie kaum den Alltag bewältigen kann, will sie arbeiten gehen, da sie sich davon eine Verbesserung ihres Zustandes erhofft. Dass dies mit zusätzlichen Pflichten, Anstrengungen und Herausforderungen verbunden ist, kommt ihr nicht in den Sinn.

Ich arbeite mit Frau H. an ihren Ressourcen, indem ich versuche, ihre Bedürfnisse heraus zu finden und ihr alternative Handlungsweisen zu ermöglichen, scheitere jedoch kläglich, da sie im ersten Therapiejahr keine Bedürfnisse spürt, bzw. sie nicht äußern kann. Sie empfindet Schuldgefühle, dass es ihr so schlecht geht, obwohl „rundherum alles so schön" ist und will, dass es wieder besser wird, hat aber gleichzeitig keine Ahnung, wie sie das machen soll.

Obwohl Frau H. durch die ADHS Problematik beider Kinder überfordert ist und sie durch die Nachmittagsbetreuung der Kinder mehr Zeit für sich nutzen könnte, will sie noch zusätzlich arbeiten gehen. Sie passt sich der Meinung (Ehemann und Vater) an, dass Arbeit sie von den Problemen ablenkt und ihr gut tun würde. Frau H. hat zu diesem Zeitpunkt ein geringes Selbstempfinden und kann kaum Bedürfnisse, Wünsche oder Gefühle zeigen oder äußern. Anteile ihres Auto-Teles, die emotionale Beziehung zu ihrem Selbst sowie die Selbst-Empathie scheinen verkümmert zu sein.

## 4.7 Die Entwicklung des Selbst

Das „Selbst" besteht bei Moreno aus einer „Verbindung von Körper, Psyche und Sozietät, die sich durch die Rollenhandlung entwickelt" (Zeintlinger-Hochreiter, 1996, S. 130). Also ist das Selbst ein Rollensystem mit über- und untergeordneten, dominanten und weniger dominanten Rollen. „Da sich Rollen immer aus privaten und kollektiven Elementen zusammensetzen (...) weist auch das Selbst private und öffentliche Anteile auf" (ebenda, S 131).

Das private Selbst entsteht aus den Rollen, die die Person bisher in ihrem Leben gespielt hat. Moreno nannte „die Gesamtheit aller zu einem bestimmten Zeitpunkt spielbaren Rollen „Rollenrepertoire" oder „Rollenmatrix". Diese ändere sich mit der Umgebung, mit dem Alter und mit der Kultur, der ein Mensch angehört. Die Gesamtheit aller jemals angeführten Rollen eines Individuums, die bis zu einem gewissen Maße wieder aktivierbar sind", nannte Moreno das „Rolleninventar" (Zeintlinger-Hochreiter, 1996, S. 130).

Von Morenos zentraler Aussage „Rollen entstehen nicht aus dem Selbst, sondern das Selbst entsteht aus Rollen" (Moreno, 1982, S. 291; zit. nach Schacht, 2003, S. 35) ausgehend, beschreibt Schacht (2003) die beginnende Entwicklung des Selbst als

Bündelung (Cluster) psychosomatischer Rollen, aus welcher zunächst ein physiologisches Selbst entsteht.

Rollen sind also Vorläufer des Selbst und streben nach Bündelung und Vereinigung. Unglückliche Bedingungen im sozialen Atom können zu Unausgewogenheiten in der Bündelung von Rollen innerhalb des Bereichs der psychosomatischen, psychodramatischen oder der sozialen Rollen führen, was wiederum Störungen innerhalb des Selbst zur Folge haben kann (Petzold & Mathias, 1982; zit. nach Trinkel, 2013, S. 15). Für eine gesunde Entwicklung eines stabilen Selbst ist die Begegnung mit feinfühligen Bezugspersonen wichtig, die dem Kind von Geburt an Hilfs-Ich-Kompetenzen zur Verfügung stellen und ihm helfen strukturelle Fähigkeiten zu entfalten.

Auf die Beziehung zu Frau H.s Eltern angesprochen, erzählt sie mir, dass sie zu ihrem Vater ein besseres Verhältnis habe als zu ihrer Mutter. Er unternimmt auch immer wieder etwas mit den Pflegekindern und kümmert sich um sie. Ihre Mutter hingegen beschreibt sie als kühle, distanzierte und zurückhaltende Frau, die eigentlich immer ihre Ruhe haben will. Frau H. beklagt, dass ihre Mutter nie auf die Idee kommen würde, sie zu fragen, wie es ihr gehe. Ist von Problemen oder anderen schwierigen Themen die Rede, verlässt ihre Mutter sofort den Raum. Auch die Beziehung zwischen ihren Eltern sei immer schon sehr distanziert gewesen. Sie kann sich nicht erinnern, dass sie jemals gemeinsam etwas unternommen hätten.

Frau H. hat in ihrer Kindheit von ihrer Hauptbezugsperson, ihrer Mutter, scheinbar nicht genügend Hilfs-Ich-Kompetenzen zur Verfügung gestellt bekommen, um ein stabiles Selbst zu entwickeln. Einen verlässlichen, Sicherheit und Geborgenheit bietenden Ort, von dem aus sie sich frei und autonom entwickeln konnte, war aller Wahrscheinlichkeit nach nicht ausreichend vorhanden.

### 4.8 Psychodramatische Strukturdiagnostik - Die Beziehung zum Selbst auf den unterschiedlichen Störungsniveaus

Um für die psychische Erkrankung von Frau H. zusätzlich zur psychiatrischen Diagnostik ein umfassenderes Verständnis zu bekommen, möchte ich im folgendem Abschnitt ausführlicher auf die psychodramatische Strukturdiagnostik eingehen. Dabei beziehe ich mich auf die Arbeiten von Schacht (2003, 2010) und gebe einen kurzen Überblick über die Störungsniveaus, die basierend auf den drei verschiedenen Rollenebenen (psychosomatisch, psychodramatisch und soziodramatisch) eindrucksvoll den Übergang zwischen den benachbarten Rollenebenen und Niveaus abbilden.

Schacht wollte von jeher eine psychodramatische Begrifflichkeit entwickeln, die es ermöglicht, die Besonderheiten psychischer Störungen aus struktureller Sicht zu erfassen. Er bringt die Störungsniveaus mit der Achse „Struktur" in der OPD-2 in Verbindung und erstellt eine Liste von Kategorien. Diese besteht aus den in der OPD vorgesehenen Kategorien einerseits und aus den für ihn aus psychodramatischer Sicht wichtig erscheinenden Theoriekonzepten andererseits.

Der OPD unterscheidet ein gut, ein mäßig, ein gering integriertes sowie ein desintegriertes Strukturniveau, wobei sich Schacht lediglich mit den ersten drei dieser vier Strukturniveaus befasste.

Von strukturellen Störungen kann man nur sprechen, wenn die Funktionen des Erlebens und Handelns unzureichend entwickelt und dauerhaft eingeschränkt sind. Es können alle Dimensionen der Persönlichkeit betroffen sein: das Auto-Tele, die Handlungs- und Selbstregulation und die Rolleninteraktion (Schacht, 2009, S. 181-187).

Im Folgenden gehe ich näher auf jene Störungsniveaus ein, die bei Frau H. vorrangig wahrnehmbar waren.

Störungsniveau 0 Übergang von der psychosomatischen zur psychodramatischen Ebene

Auf diesem Niveau wird das Selbst hauptsächlich von unzureichend entwickelten Handlungskompetenzen der psychosomatischen Rollenebene reguliert. Ereignisse werden vorrangig als impulsiver Affekt erlebt, und selbst wenn sie konkret und sinnlich wahrnehmbar sind, werden sie nur in Ansätzen erfasst. Für die eigene Rolle sowie für die komplementären Rollen von anderen fehlt das Bewusstsein. Problematische Situationen werden affektgeleitet durch konkretes Handeln nach dem Muster Alles-oder-Nichts gelöst. Auch zwischenmenschliche Interaktionen werden nach diesem Muster geregelt.

Störungsniveau 0-1 Übergang von der psychodramatischen zur soziodramatischen Ebene (betrifft Kompetenzen von Entwicklungsniveau eins)

Das Selbst wird auf diesem Niveau hauptsächlich von unzureichend entwickelten Handlungskompetenzen der psychodramatischen Rollenebene reguliert. Unterschiedliche Perspektiven werden nicht eingenommen und es fehlt die Rollendistanz, um das Wechselspiel von Rolle und Komplementärrolle, die verschiedenes Erleben und Handeln möglich machen, zu begreifen. Probleme werden gelöst ohne Rücksichtnahme auf Alternativen und konkrete Rolleninteraktionen werden nach dem Muster des Entweder-Oder des Entwicklungsniveaus 1 geregelt. Die subjektive Sicht der Ereignisse wird als einzige gültige Wirklichkeit begriffen. Die subjektive Perspektive des Gegenübers wird lediglich integriert, wenn dies in der konkreten Interaktion unvermeidbar ist. Die Perspektive des Gegenübers kann jedoch beherrschend werden, wenn sich die Betreffenden unterordnen.

- Auf Störungsniveau 0 bis 0-1 regulieren Menschen mit gering integrierter Struktur ihr Erleben und Handeln.

Von mir nach ihrem Befinden gefragt, bekomme ich immer die gleiche, undifferenzierte Antwort: „..schlecht, wann wird es endlich besser…". Ich habe nicht das Gefühl, dass meine Sätze, meine Vorschläge zu ihr durchdringen, denn sie zeigt wenig bis gar keine Reaktion. Meine vorsichtigen Vorschläge wie z.B. Bewegung zu machen, ein Wohfühltagebuch zu führen oder sich selbst zu verwöhnen mit etwas, was sie gerne tut, verlieren sich in einem scheinbar leeren Raum. Selbst der Lärm der Kinder und deren manchmal extrem „aufgedrehte" Art dringen kaum zu ihr durch. Frau H. geht es teilweise psychisch so schlecht, dass es mir manchmal ein Rätsel ist, wie sie den

Alltag bewältigt. Erziehungsmäßig ist Frau H. bei den Kindern, vor allem was Regeln und Grenzen anbelangt (übermäßiger, unkontrollierter Handy- und Computergebrauch) sichtbar überfordert und wirkt häufig „weggetreten" und abwesend, währenddessen die Kinder machen, was sie wollen. Auch in der Arbeit muss Frau H. vor allem im Winter aufgrund der Kündigung einer Mitarbeiterin etliche Überstunden machen. Das gesamte System scheint am Kippen zu sein und eine stationäre Aufnahme steht immer wieder drohend im Hintergrund.

Je schlechter Frau H. sich fühlte und ihr Erleben von niedrigeren Niveaus der Selbstregulation bestimmt wurde, umso weniger konnte sie situationsangemessen reagieren und umso tiefer geriet sie in die Depression und in den vollständigen Rückzug aus dem Leben. Ihre einzige Stütze, die es ihr möglich machte für einige Stunden verlässlich den Alltag zu bewältigen, waren die Tranquilizer. Sie kann keine anderen Perspektiven einnehmen und sieht auch keine alternativen Handlungsmöglichkeiten. Sie zeigt zu Betreuungsbeginn ein geringes Rollenrepertoire und hat keinen Zugang zu ihrem Selbst. Sie definiert sich lediglich über ihre Rolle als Mutter und als Ehefrau und fühlt sich durch ihre psychische Erkrankung in beiden Rollen als Versagerin.

Frau H. befand sich fallweise, wenn es ihr sehr schlecht ging, eindeutig auf Niveau 0 bis 0-1. Sie klagte sich trotz optimaler Leistung selbst an, fühlte sich schuldig und nicht liebenswert. Für sie gab es weder Hoffnung auf eine Erfüllung eigener Bedürfnisse und Wünsche, noch unterschiedliches Erleben oder alternatives Handeln. Sie nahm vorrangig die Perspektive ihres Mannes ein, der ihr immer wieder zu verstehen gab, sie solle sich doch „zusammenreißen", ihr könne es doch so gut gehen, sie hätten doch alles was man braucht – ein Haus, Kinder und keine finanziellen Probleme.

- Auf Störungsniveau 0-1 sowie 1-2 funktioniert die Selbstregulation hauptsächlich von Menschen mit mäßig integrierter Struktur.

Frau H. versteht ihren schlechten Zustand nicht, der eigentlich gar nicht sein dürfte, da es doch so schön sein könnte (ich erfahre erst viel später, dass dies die Meinung ihres Mannes ist) und nimmt innerlich die Perspektive ihres Mannes ein. In ihren schmerzhaftesten und leidvollsten Momenten kommt manchmal der Satz:"Ich weiß, dass ich so etwas nicht sagen sollte, aber ich wünschte, ich könnte alles rückgängig machen und hätte die Kinder nicht". Frau H. fühlt sich schuldig, da sie die Kinder auf der anderen Seite über alles liebt und gleichzeitig ihre Sorge um die Kinder in ihren schlechtesten Zeiten manchmal der einzige Grund für sie ist weiter zu leben.

Frau H. handelt nach dem Muster Entweder-Oder des Entwicklungsniveaus 1. Probleme werden entweder ohne Rücksichtnahme auf Alternativen oder gar nicht gelöst. Der Pol der Vermeidung zeigt sich im passiven Rückzug und in der Depression. Das Selbst wird hauptsächlich von unzureichend entwickelten Handlungskompetenzen der psychodramatischen Rollenebene reguliert und sowohl die eigenen, als auch die fremden Perspektiven werden unzureichend differenziert und verzerrt wahrgenommen. Ambivalente Gefühle (Frau H.s Wünsche alles rückgängig machen zu wollen) können nur teilweise kognitiv reguliert werden. Die subjektive Perspektive des Mannes ist für Frau H. zum großen Teil beherrschend und sie blendet eigene Wünsche und Interessen völlig aus. Sie spürt kaum Freude an ihrem Tun und ordnet sich aus mangelnder eigener Perspektive unter.

- Störungsniveau 1-2 Übergang zu Entwicklungsniveau zwei

Kompetenzen von Entwicklungsniveau 1 und 2 werden teilweise genutzt. Für das Selbstbild ist die innerlich eingenommene Perspektive der zweiten Person zwar bedeutsam, basiert jedoch vorrangig auf biografisch verankerten, unangemessenen Rollenzuschreibungen. Die eigene Sichtweise ist nicht ausreichend eigenständig und eigene und fremde Perspektiven werden unzureichend differenziert. Wieder ist für die Person das Muster Entweder-Oder (Niveau 1) maßgeblich. Ambivalente Gefühle können nur unzureichend oder gar nicht kognitiv reguliert werden. Innerer Rollentauch ist prinzipiell möglich, wird jedoch durch die verzerrt wahrgenommene Perspektive des Anderen stark eingeschränkt.

Zwischendurch ging es Frau H. manchmal etwas besser, dies wurde jedoch von ihr kaum registriert, da sie zu sehr von der Angst beherrscht wurde, es könne ihr am nächsten Tag wieder schlechter gehen. Ihre Sichtweise wurde stark von ihrem Mann und ihrem sozialen Umfeld beeinflusst, die der Ansicht waren, Frauen seien in erster Linie für die Versorgung der Kinder und den Haushalt zuständig. Demzufolge konnte sie sich nur schuldig fühlen, da sie in ihren Augen, bedingt durch die Krankheit, in vielerlei Hinsicht versagt hatte. Sie war krank geworden und musste für drei Monate ins Krankenhaus, eine Zeit, in der sie für die Kinder nicht da sein konnte. Sie fühlte sich nur dann als guter Mensch, wenn sie in ihren Rollen als Mutter und Ehefrau tadellos funktionierte. Ihren Erzählungen nach hat ihr gesamtes Umfeld in ihrer Krankenhauszeit nur darauf gewartet, dass es ihr wieder besser geht, damit sie wieder ihre Pflichten wahrnehmen kann.

Rolleninteraktionen werden von Frau H. noch immer hauptsächlich nach dem Muster Entweder-Oder geregelt und die Perspektiven der Anderen werden verzerrt wahrgenommen. Es wäre durchaus möglich, dass manche Personen in ihrem Umfeld auch tatsächlich an ihrem persönlichen Befinden und nicht nur an ihrer Einsatzfähigkeit interessiert waren, doch Frau H. dies so nicht wahrnehmen konnte.

- Störungsniveau 2-3 Übergang von Entwicklungsniveau zwei zu drei

Hier wird ein dynamisches Entwicklungsstadium durchlaufen, wobei zunehmend Kompetenzen von Niveau 3 ins Erleben und Handeln integriert werden. Triadische Kompetenzen und Beobachtungsperspektiven beginnen sich zu entwickeln. Zunehmend können mehrere Perspektiven und widersprüchliche Gefühle reguliert werden. Illusionäre Vorstellungen werden verabschiedet und widersprüchliche Rollen, innere Repräsentationen, Emotionen oder Wünsche werden integriert. Langfristige und persönlich bedeutsame Werte und Ziele können über verschiedene Lebenszusammenhänge hinweg gehalten werden. Selbst-Empathie entwickelt sich.

Vor allem im dritten Jahr der Betreuung befindet sich Frau H. zunehmend auf Niveau 2-3, da sie allmählich eigene Bedürfnisse und Wünsche erkennt und sich auch dafür einsetzt, diese umzusetzen und zu erfüllen. Sie erkennt im Laufe etlicher Therapiestunden viele Defizite ihrer Kindheit und vor allem auch, was sie in der Beziehung zu ihrem Mann an Zuneigung, Empathie und Verständnis nicht bekommen hat. Durch gestärktes Auto-Tele und erhöhte Selbstwirksamkeit wird ihr zunehmend klarer, was sie braucht, um sich wohl zu fühlen und ein autonomes, weitgehend unabhängiges Leben führen zu können.

Rollendistanz zeigt sie nur in unbelasteten Momenten und ihre Selbstwahrnehmung ist stark eingeschränkt. Dies zeigt sich vor allem in unseren Gesprächen und Antworten auf meine Fragen, sowie in ihren Reaktionen auf meine Interventionen. Ebenso empfindet sie sich kaum als Urheberin ihres Tuns und fühlt sich dem Geschehen um sich herum ausgeliefert. Sportliche Aktivitäten, die ihr früher viel bedeuteten und Spaß machten, sind unmöglich, da sie sich meistens nicht überwinden kann Bewegung zu machen. Ihrem Körper gegenüber hegt sie vorwiegend negative Gefühle und fühlt sich in ihm offensichtlich nicht wohl. Sie ist übergewichtig und achtet kaum auf ihr Aussehen.

# 5 THERAPIEVERLAUF: ZWEITES JAHR – DER UMBRUCH

Störungsniveau 1-2

Zeitraum: Mai 2017 – Mai 2018

Im zweiten Jahr der Therapie kommt es in Frau H.s Leben zu einem Umbruch, da sich Herr H. von ihr trennt und vier Monate danach scheiden lässt. Frau H. lebt nun mit ihren beiden Pflegekindern im gemeinsamen Haus und hat im Herbst 2017 eine Teilzeitarbeit angenommen. Sie berichtet noch immer von Ein- und Durchschlafstörungen, großen Problemen beim Aufstehen am Morgen, häufigem Niederlegen und Ausrasten tagsüber, gedrückter Stimmung, Antriebslosigkeit und täglichem Auftreten von Ängsten. Obwohl sie unter der Trennung von ihrem Mann sehr gelitten hat, beginnt sie sich zu verändern. Da sie jetzt alleine mit den Kindern im Haus lebt, wird sie selbständiger und selbstbestimmter und allmählich entwickeln sich bei ihr eigene Bedürfnisse und Wünsche und werden von ihr auch ausgesprochen.

Ihre Psychopharmaka wurden reduziert, jedoch nimmt sie in belastenden Situationen noch immer eine geringe Dosis Tranquilizer.

In den folgenden Kapiteln möchte ich auf die psychodramatischen Hilfs-Ich-Kompetenzen im Rahmen von TAF und anschließend im Besonderen auf die Hilfs-Ich-Kompetenz des Sharings eingehen, welche ebenso der Förderung des Auto-Tele dienen.

## 5.1 Hilfs-Ich-Kompetenzen im Rahmen von TAF

Vielfach sind in den betreuten Familien die Hilfs-Ich-Kompetenzen der Erwachsenen mangelhaft entwickelt und sie können somit ihre Kinder nicht angemessen in der Entwicklung begleiten, oder sie haben füreinander nicht ausreichend Hilfs-Ich-Kompetenzen, um einander liebevoll und unterstützend zu begegnen. TAF Therapeutinnen stellen in ihrer Arbeit mit Kindern und Erwachsenen, die in ihrer Entwicklung nicht altersentsprechend ausreichend gut begleitet wurden, oftmals die dafür erforderlichen Hilfs-Ich-Kompetenzen zur Verfügung. D.h. es werden in der therapeutischen Arbeit in den Familien jene Handlungskompetenzen gefördert, unterstützt und weiterentwickelt, die bisher für eine angemessene und zufriedenstellende Beziehungsgestaltung nicht zur Verfügung standen. Hölzl & Klausegger (2016, S. 128) fanden im Rahmen ihrer Master Thesis bei der Auswertung der Interviews heraus, das vor allem die Unterstützung durch die TAF-Therapeuten besonders intensiv erlebt wird. Das führte sie zu der Überlegung, dass „TAF-Therapeutinnen ihren Klientinnen ein wesentlich umfassenderes Repertoire an Hilfs-Ich-Kompetenzen zur Verfügung stellen (können), als Schacht und Pruckner (2010) dies in ihrem Artikel für die Begegnungsbühne beschrieben haben, nämlich die Unterstützung bei der Spannungs- und Erregungsregulation, die spielerisch markierte Affektspiegelung, das Spiegeln sozialer Kompetenzen und das persönliche Engagement der Therapeutin im Sinne des „Sharings".

### 5.1.1 Die Bedeutung des Sharings als psychodramatische Hilfs-Ich-Kompetenz

Im Rahmen der Beziehungsgestaltung stellen Therapeutinnen den Klientinnen Hilfs-Ich-Kompetenzen zur Verfügung. Diese sind eng mit der psychodramatischen Haltung des Doppelns (siehe Kapitel 4.2) verbunden, wo es darum geht, die Innenwelt des anderen zu bestätigen, damit dieser besseren Kontakt zum eigenen Selbstempfinden bekommt. Schacht (2009, S. 358) sieht eine zentrale Hilfs-Ich-Kompetenz in der „Unterstützung bei der Spannungs- und Erregungsregulation“, die der Situation entsprechend von allen Beteiligten gemeinsam reguliert wird. Befindet sich die Klientin mitten in einer sie verunsichernden Umbruchsituation, so ist es notwendig sie therapeutisch zu unterstützen und in ihren eventuellen neuen Verhaltensweisen zu bestärken. Besonders in dieser Phase ist es für die Therapeutin wichtig der Klientin ihre positive Veränderung zu verdeutlichen und ihr Unterstützung und Begleitung durch die schwierige Zeit zu versichern.

Frau H. hat ein halbes Jahr nach Betreuungsbeginn im ersten Therapiejahr eine Teilzeitarbeit gefunden und arbeitet regelmäßig. Die Arbeit tue ihr gut, weil sie von ihren Problemen abgelenkt sei. Doch sei es für sie an ihren schlechten Tagen sehr schwierig sich in der Arbeit zu konzentrieren und sie fühle sich, wenn sie von der Arbeit heimkommt, auch von den Kindern mit ihren Forderungen und Ansprüchen, von den Lernaufgaben ganz zu schweigen, überfordert. Leider ist die Beziehung zu ihrem Mann sehr zerrüttet und Herr H. zieht im Mai, für Frau H. unvermittelt und überraschend schnell, aus dem gemeinsamen Haushalt aus. Frau H. wirkt die erste Zeit nach der Trennung erstaunlich gefasst und ist in der Lage mit Herrn H. die Besuchsregelung der Kinder und auch alle anderen Belange die gemeinsamen Güter betreffend ruhig und vernünftig zu regeln. Trotzdem weint sie viel in der Zeit, vermisst Herrn H. und will nicht allein leben.

Ich stehe Frau H. mit allen mir möglichen Hilfs-Ich-Kompetenzen zur Verfügung, um sie in dieser schweren Zeit nach der Trennung so gut wie möglich zu unterstützen. Es gibt viele Vernetzungsgespräche mit Frau H.s Vater, der ihr vor allem die Kinder betreffend hilft und ihr zur Seite steht. Ich betone immer wieder Frau H.s Stärken, ihre neue Selbständigkeit und Unabhängigkeit und versuche laufend ihre auto-telischen Fähigkeiten zu fördern, indem ich mit ihr daran arbeite herauszufinden, was ihr gut tut, was sie braucht, um sich wohl zu fühlen und was sie dafür tun kann. Ich sehe die Trennung für Frau H. als Anstoß zur Veränderung, eine für sie seit Jahren neue Situation, in der sie gezwungen ist neue Verhaltensweisen und dementsprechende Handlungskompetenzen zu aktivieren, bzw. zu entwickeln und unterstütze sie dabei tatkräftig, indem ich sie in allen Schritten bestärke und noch so kleine Veränderungen positiv konnotiere und eine doppelnde Haltung (siehe Kapitel 4.2) einnehme, um ihr andere, hoffnungsvolle Perspektiven für ihr neues Leben zu verdeutlichen.

Auch das Sharing kann zur Entwicklung auto-telischer Fähigkeiten beitragen und fördert das Erleben von Gemeinschaft im Sinne von gemeinsamen Erleben gewisser Dinge und vergleichbar gemachten Erfahrungen (Yalom, 2008). Somit können Therapeutinnen das subjektive Erleben ihrer Klientinnen auch in der Rolle als individuelle Person anerkennen und das geteilte subjektive Erleben zweier Personen steht im Vordergrund. Durch die ähnlichen Bedürfnisse, Sorgen und Erfahrungen einer geschätzten Person, wird es den Klientinnen erleichtert, die in Frage stehenden Anteile der eigenen Person in das Selbst zu integrieren. Zu welchem Zeitpunkt und wie viel Therapeuten von sich offenbaren ist subjektiv. „Therapeuten verfügen über keinen privilegierten Zugang zu der Wahrheit, wann welche persönliche Offenbarung für ihre Klientinnen hilfreich ist. Persönliche Beziehungsgestaltung ist imperfekt im Sinne einer spontanen, experimentellen Haltung" (Pruckner & Schacht, 2010, S. 249). Therapeutinnen können als *role giver* einen Jetzt-Moment kreieren, aber sie müssen sich auch entscheiden, ob sie als *role reciever* persönlich auf einen durch die Klientin geschaffenen Jetzt-Moment reagieren. Die Arbeit auf der Begegnungsbühne beinhaltet vielerlei Gefahren und kann zu „Entgleisungen in der Beziehung zu Patientinnen" führen, die seitens der Therapeutin durch Selbstreflexion, Inter- und Supervisionen rechtzeitig erkannt werden müssen, da sie letztendlich für das Geschehen und die Regulation von Nähe und Distanz auf der Begegnungsbühne verantwortlich ist. Therapeutisches Arbeiten gelingt im Sinne der Spontaneität- Kreativität am besten, wenn sich der Wechsel zwischen der Arbeit auf der Begegnungsbühne und der Arbeit am Thema als auch in weiterer Hinsicht zwischen den verschiedenen Arbeitsbühnen fließend gestaltet.

Vor allem Frau H.s Vater bemüht sich sehr, den fehlenden Mann im Haus zu ersetzen, unternimmt viel mit den Kindern und begleitet Frau H. auch manchmal zu schulischen Terminen. Vier Monate nach Herrn H.s Auszug stelle ich mit Frau H. mit Hilfe von Intermediärobjekten die positiven und negativen Seiten, die diese Trennung zur Folge hat auf der Tischbühne auf und sie erkennt, dass es für sie auch positive Veränderungen gibt. Sie müsse sich nicht mehr den Erwartungen ihres Partners anpassen, könne sich niederlegen, wann sie das Bedürfnis danach habe, sei finanziell unabhängig und könne einen neuen Mann kennenlernen. Auf der anderen Seite vermisse sie die körperliche Nähe, leide unter der Einsamkeit und es gäbe keine gemeinsamen Feste mehr. Vor allem zum Zeitpunkt der Scheidung, vier Monate nach der Trennung, geht es Frau H. sichtbar schlechter. Zusätzlich erfährt sie über die Kinder, dass Herr H. eine 24-jährige Freundin hat und ihr wird schmerzhaft bewusst, dass die Beziehung zu Herrn H. endgültig zu Ende ist.

Aus eigener Erfahrung kenne ich den Umstand sowohl die Scheidung betreffend, als auch allein erziehend zu sein und ich gebe Frau H. den Situationen angepasst sparsam dosiertes Sharing meiner persönlichen Erfahrungen. Ich kann mich sehr gut in ihre Emotionen und ihren Schmerz einfühlen. Häufig fragt sie mich nach meinen persönlichen Erfahrungen. Aufgrund meiner ähnlichen Sorgen, Erfahrungen und vor allem Bedürfnisse stehe ich Frau H. gewissermaßen als „role model" zur Verfügung. Ich spreche Möglichkeiten aus, die in belastenden Situationen hilfreich sein könnten und eröffne dadurch für Frau H. neue Handlungsperspektiven. Indem ich sie darin bestärke und immer wieder darauf aufmerksam mache mit sich selbst fürsorglicher und liebevoller umzugehen, wird ihre auto-telische Beziehung verbessert und ihr Selbstwert gestärkt. Gleichzeitig fällt es ihr auch leichter sich den Bedürfnissen und Anforderungen ihres sozialen Umfeldes gegenüber abzugrenzen.

Im folgenden Kapitel möchte ich aufgrund Frau H.s Diagnose näher auf die möglichen Ursachen und die Entstehung der Defizite auto-telischer Fähigkeiten bei Depressionen und Ängsten eingehen.

## 5.2 Defizite der auto-telischen Fähigkeiten bei Depressionen und Angststörungen

Bei depressiven Menschen werden von Schacht (2009, S. 141) zwei Gruppen unterschieden, die aufgrund der unsicheren Bindung folgende Bewältigungsmechanismen entwickeln:

Unsicher-ambivalent:

- Leben abhängige Tendenzen relativ offen aus, suchen bei anderen Fürsorge

- Sind in Beziehungen überangepasst
- Erleben sich vielfach als hilflos
- Geben sich vorwurfsvoll fordernd
- Vermeiden Verantwortung

Unsicher-vermeidend:

- Zeigen sich selber als unabhängig
- Kümmern sich um andere, verbinden damit vielfach (un-)bewusste Ansprüche auf Erfüllung eigener Bedürfnisse
- Sind stark leistungsorientiert

Zusammenfassend kann gesagt werden, dass es bei depressiven Menschen Defizite in der auto-telischen Beziehung gibt und es ihnen schwerfällt ihr Tun und Handeln positiv zu bewerten. Im Hintergrund der depressiven Entwicklung liegt meist eine unsichere Bindung und sie regulieren ihr Erleben, je nach Schweregrad der Störung, auf dem Störungsniveau 0-1 oder 1-2. Rolleninteraktionen werden nach dem Muster des Entweder-Oder reguliert. Ihr Rollenrepertoire ist reduziert, sie haben keinen Zugang zu ihren positiven Rollen. Kreativität, Fröhlichkeit, Ausgelassenheit, Lebendigkeit, Zufriedenheit, sich selbst wertschätzen, sich Fehler erlauben, Neugierde, Zuversicht und Liebe sind ihnen fremd geworden.

Es ist daher angebracht bei der Behandlung von Depressionen die Aspekte der Gesamtpersönlichkeit, der biografischen Erfahrung, der Beziehungserfahrungen und der daraus entstandenen Interaktionsmuster zu berücksichtigen. Gewohnte Beziehungsmuster, ständige Begegnungsabsagen sowie die Neigung, Ereignisse nur negativ zu konnotieren und sich selbst ständig zu hinterfragen, weisen auf ein schwaches Auto-Tele hin und sollten verändert werden (Trinkel, 2016, S.13). Depressiven Menschen fällt es schwer ihr Tun und Handeln positiv zu bewerten, daher ist es in der Therapie wichtig, schon geringste Veränderungen im Handeln und Denken der Patientinnen anzuerkennen und als Ausdruck des eigenen Tuns wertzuschätzen. Die Stärkung ihres Selbstwertgefühls, bzw. ihres Auto-Teles und eine Verbesserung ihrer interpersonalen Probleme nennen viele depressive Patientinnen als wesentlichstes Therapieziel (Grawe, 2004, S. 219 ff.). Werden von der Therapeutin die Stärken und Ressourcen der Patientinnen wahrgenommen und dadurch ihre auto-telische Beziehung gestärkt, haben sie die Möglichkeit selbstwerterhöhende Erfahrungen zu machen und sich als Expertinnen zu fühlen.

Eine weitere Intervention, nämlich die psychodramatische Technik des Rollenwechsels ermöglicht, zusätzlich Stärken und Ressourcen bewusst zu machen, hilft diese zu integrieren und somit das Selbst zu erweitern. Dadurch kommt es zu einer Verbesserung der Selbstempathie und die belastenden elterlichen Repräsentationen erfahren eine Veränderung.

Durch längerfristige therapeutische Arbeit an der Integration unterschiedlicher Perspektiven sollen intrapsychisch zwei oder mehrere Rollen und Gefühle gleichwertig nebeneinander erlebt und die entsprechenden Spannungen reguliert werden können. Dadurch lernen depressive Menschen die vermeintlichen oder tatsächlichen Erwartungen ihrer Mitmenschen nicht erfüllen zu müssen. Dieses *Sich-Behaupten* und das *Zu-sich-und-seinen-Bedürfnissen-stehen*, wiederum Teil des Auto-Teles, ist natürlich mit Ängsten verbunden und verlangt eine „geduldige Arbeit an der Modifikation der Volitionsstärken" (Schacht, 2009, S. 316).

Frau H. neigt dazu sich in Beziehungen überanzupassen und eher die Bedürfnisse der anderen zu befriedigen, um Konflikte zu vermeiden. Ich lade Frau H. ein auf der Spiel-/Aktionsbühne ihre Gefühle aufzustellen, die bei Auseinandersetzungen mit ihrem Partner hochkommen.

Frau H. hat es nie geschafft sich in einer Auseinandersetzung mit Herrn H., wenn es darum ging, dass er mehr Zeit zuhause und auch mit den Kindern verbringen soll, durchzusetzen. Da sie meistens versuchte Streit und Differenzen zu vermeiden, hatte sie es sich angewöhnt nichts mehr zu sagen. Ich lasse mir von ihr eine Szene beschreiben und bitte sie ihre Gefühle, die sie damals hatte, mit Hilfe von Stühlen aufzustellen. Die Gefühle waren folgende:

Zorn, dass Herr H. ihren Wunsch nicht versteht

Hilflosigkeit, gegenüber seiner Ignoranz

Verständnis, dass er seine Zeit für sich und seinen Sport braucht

Angst, seinen Bedürfnissen nicht zu entsprechen

Frau H. wechselt in die verschiedenen Gefühlsrollen, betrachtet dann die Szene von außen um sich von diesen belastenden Gefühlen zu distanzieren. Anschließend frage ich Frau H, wer oder was sie hier, um diese belastenden Gefühle auszuhalten, unterstützen könnte. Frau H. meint, sie wäre gern so wie ihre Freundin, die immer sehr forsch ihre Bedürfnisse ausspricht. Die Eigenschaft der Freundin wird von Frau H. mit einem großen Stuhl aufgestellt und sie wechselt in die Rolle der Freundin.

Der Wechsel in die Rolle der Freundin aktiviert bei Frau H. fürsorgliche, auto-telische Rollen. Der wohlwollende, empathische Umgang mit sich selbst, kann durch weitere Möglichkeiten zum Rollenwechsel verbessert und integriert werden.

In unserer Therapie versuche ich immer wieder durch verschiedene therapeutische Interventionen wie Spiegeln, Doppeln und Sharing, als auch durch unsere stabile therapeutische Beziehung, in welcher sie die Möglichkeit hat konstant positive Beziehungserfahrungen zu erfahren, Frau H.s Auto-Tele zu fördern. Auf der Spielbühne gebe ich Frau H. die Möglichkeit für sie kritische Situationen mit Hilfe von Zukunftsproben und unter Einbeziehung der „unterstützenden Freundin" auszuprobieren. So hat sie die Möglichkeit im geschützten Rahmen zu lernen ihre Wünsche und Bedürfnisse durchzusetzen und nicht mehr alle tatsächlichen oder vermeintlichen Erwartungen ihrer Mitmenschen erfüllen zu müssen, auch wenn dies nicht immer unbedingt von ihrem Umfeld geschätzt wird, da es in ihrem familiären System natürlich mit Veränderungen verbunden ist. Sie erfüllt nicht mehr bedingungslos die Forderungen ihres mittlerweilen Exmannes und auch nicht die Erwartungshaltungen ihrer Eltern.

Nach 1 ½ Jahren kommt es bei Frau H.s Arbeitsplatz zur einvernehmlichen Kündigung. Zu Beginn will sich Frau H. sofort wieder eine andere Arbeit suchen, erkennt jedoch nach einigen Wochen, wie gut es ihr tut, etwas mehr Zeit für sich und in Folge auch für die Kinder zu haben. Sie beginnt ihre Zeit mit Aktivitäten zu füllen, die sie früher schon gerne machte. Sie begann wieder regelmäßig zu laufen, zu wandern und Rad zu fahren.

Ich ermutige Frau H. darin sich vorerst einmal keine Arbeit zu suchen und sie erlaubt es sich endlich, die Zeit, die sie unvermutet durch den weggefallenen Arbeitsplatz dazubekam, für sich zu nützen. Sie widersteht der allgemeinen Meinung arbeiten gehen zu müssen und erfüllt somit wahrscheinlich erstmals in ihrem Leben nicht die Erwartungen ihres Umfeldes, sondern folgt ihren eigenen, nun stetig wachsenden Bedürfnissen.

Frau H.s Bedürfnisse nach Schutz und Geborgenheit wurden in ihrer Kindheit vermutlich nicht adäquat beantwortet. Sie konnte daher keine ausreichend inneren, beruhigenden, schutzgebenden ermutigenden und die Beziehung zum Selbst prägenden Elternrollen entwickeln. Frau H.s Bedürfnis nach Schutz und Verstandenwerden, sowie die Beruhigung von Ängsten, wurden nicht erlebt und konnten daher nicht integriert werden. So fällt es ihr schwer ihre Ängste zu regulieren. Im Therapieverlauf übe ich mit Frau H. imaginative Techniken, unter anderem „die Reise zum Wohlfühlort", damit sie außer den Medikamenten andere Hilfsmittel zur Angstbewältigung kennen und anwenden lernt. Ich bitte Frau H. sich eine bequeme Position zu suchen, meistens legt sie sich hin und leite sie mit ruhiger Stimme, an in ihrer Vorstellung an einen Ort zu gehen, an dem sie sich wohlfühlt, ein Ort, der für sie Ruhe, Ausgeglichenheit und Zufriedenheit bedeutet. Dies sollte für sie ein ganz spezieller Ort sein, an dem sie sich sicher und geborgen fühlen kann. Ich rate Frau H. diese imaginative Übung öfters anzuwenden, damit sie in schwierigen Momenten und Situationen eine Methode zur Selbstberuhigung und Angstbewältigung zur Verfügung hat.

# 6 THERAPIEVERLAUF: DRITTES JAHR – DIE VERÄNDERUNG

Störungsniveau meistens 2-3

Zeitraum: Mai 2018 – Dezember 2018

Erst im dritten Betreuungsjahr bemerke ich bei Frau H. langsam eine Besserung ihrer Stimmung und eine verringerte Angstproblematik. Sie schaffte es einerseits bedingt durch die äußeren Umstände (ihr Mann trennte sich von ihr) und andererseits durch den mittlerweile dreijährigen Therapieprozess ihre auto-telischen Fähigkeiten zu verbessern, indem sie eigene Bedürfnisse und Wünsche nicht nur erkannte, sondern auch begann diese zunehmend umzusetzen und dafür einzustehen. Sie kann sich selbst besser wahrnehmen und weiß, was sie braucht, um sich wohl zu fühlen. Nach und nach entwickelt sie mehr Rollendistanz und kann intrapsychische Spannungen zunehmend auf soziodramatischer Rollenebene regulieren.

Die Dosis ihrer Psychopharmaka konnte erneut verringert werden.

Die Bedeutsamkeit des Umgangs mit sich selbst bei der Verbesserung des Auto-Teles soll im anschließenden Kapitel näher beleuchtet werden.

## 6.1 Der Umgang mit sich selbst

Manfred Stelzig (2009) setzte sich unter anderem mit dem Umgang der Menschen mit sich selbst auseinander und entwickelte Übungen, die helfen das „Urvertrauen" wiederzufinden. Menschen haben verlernt oder es entwicklungspsychologisch erst gar nicht gelernt sich selbst zu lieben, dies ist im therapeutischen Alltag ein häufiges Phänomen. Es wird als selbstverständlich angesehen, den anderen zu lieben, doch die Selbstliebe wird häufig mit Egoismus verwechselt, die etwas Verbotenes an sich hat. Sie wird nicht mit der Fähigkeit verbunden, auf sich selbst zu schauen und für sich selbst in liebevoller Weise zu sorgen. Wir sollten auf uns selbst achten, uns selbst schützen und für unser Selbstvertrauen, unsere Liebesfähigkeit, unsere Selbstachtung und u.v.m. sorgen. Der berühmte Psychotherapeut Lawrence LeShan vergleicht die Seele mit einem Garten, den man anlegen und pflegen muss, damit er gedeihen kann. Freude und Erfolg mit diesem Garten kann man aber nur haben, wenn ihm Achtsamkeit, Aufmerksamkeit, Zuwendung und ein gewisses Maß an Liebe geschenkt wird (Stelzig, 2009, S. 60).

Die Menschen verfügen über ein Programm, das ihnen Lebendigkeit verleiht, sie sind neugierig und wollen die Welt erfassen und erkennen. Sie haben eine psychosomatische Vorstellung, wie gute Eltern, gute Bezugspersonen sein sollen, damit sie glücklich sein können. Dieses sowohl körperliche als auch seelische „Programm" haben Menschen von Natur aus mitbekommen (Stelzig, 2008, S. 74). Der Mensch vergleicht seine Eltern mit den Ureltern, mit archetypischen Bildern, die er in sich hat. Das heißt selbst wenn ein Mensch in seiner Kindheit viele unangenehme Erlebnisse hatte, ist er nicht unbedingt dazu verurteilt, diese dann weiterzugeben.

Die Scheidung von ihrem Mann bewirkte in Frau H.s Leben, trotz ihrer Trauer und ihrer Kränkung verlassen worden zu sein, allmählich eine positive Veränderung. Durch unsere vielen Gespräche, das wachsende gegenseitige Vertrauen und die verlässliche Begleitung und Unterstützung in allen schwierigen Lebensphasen der letzten zwei Jahre wurde sie zunehmend offener und konnte sich nun auch auf therapeutische Interventionen wie das Wohlfühltagebuch oder imaginative Übungen einlassen und diese anwenden. Im Frühling 2018 bemerke ich bei ihr allmählich vermehrten Antrieb und eine merkliche Verbesserung ihrer Stimmung. Sie berichtet, dass sie seit der Kündigung ihrer Teilzeitarbeit es sehr genieße, wieder mehr Zeit für sich und ihre Kinder zu haben. Die Arbeit im Haus und Garten mache ihr Spaß und sie kümmert sich wieder gerne um Dinge, die ihr lange Zeit egal waren. Sie könne sich auch wieder vorstellen einen Mann kennen zu lernen und macht sich mit Hilfe von Internetplattformen auf die Suche nach dem für sie passenden Partner. Trotzdem habe sie noch immer sehr schlechte Tage und Angst, dass sich ihr Zustand wieder verschlechtern könnte.

Frau H.s psychischer Zustand hat sich gebessert. Ich bestärke sie in ihren kleinen aber stetigen Schritten in Richtung Veränderung immer wieder durch Sharing und Doppeln. Sie hat wieder zunehmend Freude an verschiedensten Aktivitäten und nützt die Zeit ohne Kinder für sich. Über eine Internetplattform lernt sie einen Mann kennen und strebt eine neue Beziehung an.

Als die frische und gerade entstehende Beziehung zu diesem Mann, den sie im Sommer kennen gelernt hat, zerbricht, geht es Frau H. kurzfristig wieder schlechter. Sie sei so unglücklich, gerade jetzt, wo sie endlich wieder anfinge zu leben und zu lieben, müsse sie diesen Rückschlag aushalten. Sie wolle nicht mehr allein sein, doch hat sie erkannt, dass sie in einer Beziehung Berührung und Zärtlichkeit brauche und genau das könne ihr dieser Mann nicht geben.

Frau H. macht trotz ihrer Trauer um die verloren gegangene Chance einer neuen Beziehung - ihre auto-telischen Fähigkeiten betreffend - große Fortschritte, erkennt ihre Bedürfnisse, versucht diese umzusetzen und setzt sich zunehmend mehr mit sich selbst auseinander.

Im Herbst lernt Frau H. erneut einen Mann kennen, mit dem sie langsam und behutsam eine neue Beziehung aufbaut. Dieser Mann sei einfühlsam, liebevoll und zärtlich. Er verstehe sich auch sehr gut mit ihren beiden Jungen und habe selbst aus einer vorherigen Verbindung zwei Kinder im gleichen Alter von Simon und David, die er seit der Trennung 14-tätgig bei sich habe. Auch die Kinder verstünden sich gut und sie verbringen gemeinsam schöne Wochenenden. Mit Herrn H. aber habe sie schon seit längerem Probleme wegen der Besuchskontakte, die von seiner Seite aus immer seltener wurden. Sie müsse um jede Stunde kämpfen und wolle eine fixe Besuchsregelung an den Wochenenden, damit sie wenigstens einige Tage im Monat für sich habe. Frau H. ist sehr beschäftigt, früher habe sie gedacht es würde alles besser, wenn sie noch zusätzlich arbeiten geht, da sie dann aus dem Haus käme und von ihren Sorgen abgelenkt sei. Jetzt ist sie glücklich daheim sein zu können und für die Kinder und sich mehr Zeit zu haben. Mit den Kindern gäbe es nach wie vor etliche Termine, die Zeit für sich allein sei immer voll ausgefüllt und das Leben mache ihr wieder Freude. Die Wochenenden verbringe sie mit ihrem neuen Partner mal mit, mal ohne Kinder. Trotzdem merke sie, dass sie nicht sehr belastbar ist und sie die geringsten Aufregungen aus der Fassung bringen. Die Angst, sie könne wieder in eine schwere Depression fallen sei noch immer da.

Frau H. lernt zusehends für ihre Wünsche einzustehen und setzt sich bei der Regelung der Besuchszeiten gegen die Interessen von Herrn H. durch. Sie bewirkt eine regelmäßige Besuchskontaktregelung, die nicht mehr nur allein von den zeitlichen Normen und Bedürfnissen von Herrn H. bestimmt wird und holt sich dafür sowohl von mir als auch von ihrer Sozialarbeiterin Hilfe und Unterstützung. Sie erkennt ihre begrenzte Belastbarkeit und spürt immer besser, in welchen Bereichen sie sich schützen und vorsichtig sein muss.

Im Sitzen im Gespräch bespreche ich mit Frau H. ihre positiven Veränderungen und ihre Fortschritte und wir machen einen Rückblick über die vergangenen 2 ½ Jahre. Gemeinsam erleben wir noch einmal sehr berührende Momente und freuen uns über ihre positive Entwicklung. Über meine Rolle in ihrem Leben sagt sie, dass sie mich sehr lieb gewonnen habe und ich das Beste sei, was ihr in dieser schweren Zeit passieren konnte. Außer ihrer besten Freundin kenne sie niemand so gut wie ich. Die Kinder mögen mich, ich habe auch mit ihnen immer wieder etwas unternommen und habe sie in allen Fragen und Problemen unterstützt und sei für sie da gewesen. Früher konnte sie über Probleme nicht reden und jetzt freut sie sich darauf mit mir darüber zu sprechen. Jetzt erst verstehe sie, warum die Therapeuten mit ihr immer über ihre Kindheit reden wollten.

Ich freute mich über ihr zutiefst emotionales Feedback und war sehr gerührt. Sie hat im Therapieverlauf gelernt Gefühle, Schmerz und Probleme zu benennen und wird sich zunehmend ihrer selbst bewusst. Sie kann immer mehr Anteile ihres Selbst integrieren und ist nun in der Lage, wenn auch bedingt, emotionale Spannungen besser zu regulieren und Schmerz auszuhalten. Trotzdem sie begrenzt belastbar ist, dessen ist sie sich bewusst, hat sie unter anderem durch die Förderung ihrer auto-telischen Fähigkeiten gelernt, besser mit belastenden Lebenssituationen umzugehen.

Die Gespräche mit ihr gestalteten sich nicht nur viel lebendiger und farbenfroher, sondern ich erfuhr jetzt, da sich ihre Stimmung besserte, die Ängste weniger wurden und sie zunehmend mehr Freude am Leben empfand, immer mehr über sie selbst, ihre Empfindungen, ihre Wünsche und Bedürfnisse und auch über ihre Vergangenheit.

Frau H.s auto-telische Beziehung hat sich eindeutig verbessert und sie befindet sich meistens auf Strukturniveau 2-3. Zu erkennen ist dies an ihrem gehobenen Selbstwert. Sie steht für ihre Interessen ein und setzt diese, obwohl es Widerstände aus ihrem sozialen Umfeld gibt, durch und erlebt sich somit selbstwirksam. Ebenso macht sie regelmäßig Sport, der ihr vor der Familiengründung schon viel bedeutet hat, achtet wieder auf ihr Äußeres und fühlt sich in ihrem Körper sichtbar wohl. Für mich hat sie spürbar mehr Kontakt zu ihrem Selbst und ihr Innenleben erscheint vielfältiger und reichhaltiger, da sie nun ihre Gefühle benennen und ihre Wünsche und Bedürfnisse zunehmend besser erkennen und umsetzen kann.

# 7 CONCLUSIO

Ausgehend von der Forschungsfrage, welche Vorgangsweise und welche Interventionen im Verlauf der speziellen therapeutischen Begleitung im Rahmen von TAF das Auto-Tele und die auto-telische Beziehung einer ängstlich-depressiven Klientin fördern, beschreibe ich in dieser Master Thesis den Therapieverlauf mit meiner Klientin bei TAF anhand einer auszugsweisen Falldarstellung und verschränke diese mit theoretischen Überlegungen.

Aufgrund meiner Hypothese, dass sich bei Frau H. bedingt durch ihre unsicher-ambivalente Bindungserfahrung in der Kindheit Anteile des Auto-Teles wie Selbstwirksamkeit und ein daraus resultierender gesunder Selbstwert nicht adäquat entwickeln konnte, setze ich mich in meiner Arbeit ausführlich mit der Entwicklung des Selbst, basierend auf den psychosomatischen, -dramatischen und soziodramatischen Rollenebenen auseinander.

Da es in der Forschungsfrage darum geht, welche Interventionen und Vorgehensweisen das Auto-Tele meiner ängstlich-depressiven Klientin fördern, beschreibe ich die psychodramatischen Interventionen wie die Beziehungsgestaltung, das Arbeiten auf der Begegnungsbühne, das Doppeln und Spiegeln, sowie den Rollenwechsel. Ich gehe auf die Bedeutung der Hilfs-Ich-Kompetenzen im speziellen Setting der TAF-Betreuung ein, das sich in wesentlichen Punkten (siehe Diskussion) von einem Einzelsetting unterscheidet.

Den Therapieverlauf teile ich in drei große Abschnitte, die durch die Jahresaufteilung gleichzeitig den Zeitablauf wiedergeben. Der letzte Abschnitt beschreibt den Zustand meiner Klientin gegen Ende der therapeutischen Betreuung.

Einer der Gründe warum ich in meiner Arbeit dem Begriff Begegnung und der Beziehung so viel Bedeutung zukommen lasse, ist der, dass im Setting der aufsuchenden Familientherapie der Beziehungsaufbau und die Begegnung zwischen Therapeutin und Klientin eine tragende Rolle einnehmen. Besonders der Beziehungsaspekt ist in der aufsuchenden Familientherapie einer der wesentlichsten Wirkfaktoren. Dazu möchte ich einen der in der Master Thesis von Hölzl & Klausegger (2016, S. 126) befragten Experten zitieren, der meines Erachtens das Ausmaß und die Qualität der Begegnung sehr gut widerspiegelt „TAF Therapeutinnen werden Teil dessen, was sie in den Familien vorfinden". Die in der Master Thesis befragten

Klientinnen beschreiben die TAF Therapeutinnen als unterstützend und sehen sie vor allem in unterschiedlichsten Rollen, z.B. als gute Freundin der Familie, Freundin, Mutter/Vater etc., womit klar ersichtlich ist, wie vielfältig und variantenreich die Begegnungen und die Rollen der Therapeutinnen in diesem speziellen Setting sind. In der aufsuchenden Familientherapie begegnen die Therapeutinnen nicht nur allen Familienmitgliedern, sondern im Laufe der Betreuung auch dem sozialen Netzwerk der Familie, welches sie immer im Blick haben müssen um adäquat handeln zu können. Dies ist sehr wesentlich, um die Situation der Kinder zu verbessern. Das Kindeswohl hat immer oberste Priorität und steht somit im Fokus der therapeutischen Arbeit, aber es müssen immer die familiären Dynamiken mit einbezogen werden, was meines Erachtens an die Therapeutinnen hohe Herausforderungen stellt. Aktuelle Konflikte unter den Familienmitgliedern oder die jeweilige Atmosphäre erleben TAF Therapeutinnen am eigenen Leib und erfordern hoch qualifiziertes Arbeiten, da sie ständig im Rollenwechsel mit den Familienmitgliedern und mit ihrer Expertenrolle sind. Diese Arbeit mit Multiproblemfamilien erfordert von den Therapeutinnen eine integrierte Persönlichkeitsentwicklung mit ausreichend differenzierten Handlungskompetenzen, da sie seitens der Familien auf unterschiedlichste auszuhandelnde Rollenerwartungen und Interaktionsmuster treffen. Unterstützt wird dies bei TAF durch Teambesprechungen, Arbeitsbegleitungen und Kasuistiken, ohne welche ein derartiges komplexes Arbeiten ungleich schwerer bzw. nicht möglich wäre.

Da das spezielle TAF-Setting im Vergleich zu einem Einzelsetting in freier Praxis wesentliche Unterschiede aufweist, die für den Therapieverlauf eine nicht unwesentliche Rolle spielen, möchte ich noch im Speziellen auf die Besonderheiten zwischen dem TAF-Setting und dem Einzelsetting der klassischen Psychodrama Psychotherapie eingehen. TAF Therapeutinnen gehen in die Familien und übernehmen viele unterschiedliche Rollen und damit verbundene Hilfs-Ich-Kompetenzen. Sie brauchen aufgrund der sich ständig verändernden Problemlagen und der Unterschiedlichkeit der Familien eine hohe Rollenflexibilität. Die Arbeit findet direkt in der Lebenswelt der Klientinnen statt und erfordert einen ständigen Wechsel der einzunehmenden Rollen, da bedarfsbedingt unter Umständen mit allen Familienmitgliedern gearbeitet wird und es dadurch zu einem vielseitigen Aushandeln der gegenseitigen Rollenerwartungen und Interaktionen kommt. Durch die zusätzlich anfallenden „sozialtherapeutischen“ und „erlebnispädagogischen“ Tätigkeiten bei TAF, die allesamt therapeutische Ziele verfolgen, kommt es zu Handlungen im realen sozialen Atom der Klientinnen, die in diesem Ausmaß in der freien Praxis nicht möglich sind. Begleitung bei Behördengängen, zum Gericht, ins Krankenhaus, Schulgespräche, Vernetzungsarbeit mit verschiedenen Institutionen sind nur ein Teil des umfangreichen Aufgabenbereiches der TAF Therapeutinnen. Gleichzeitig bekommen sie aber dadurch einen sehr lebendigen, vielschichtigen und realen Einblick in das soziale Umfeld und in die Lebenswelt der Klientinnen. Pruckner (2018, S. 165) spricht diesbezüglich bei Psychodramatikerinnen von der Arbeit auf der Sozialen Bühne. Psychodramatikerinnen arbeiten im Einzelsetting in der freien Praxis im Allgemeinen nicht nur am Thema im Sitzen im Gespräch, sondern bearbeiten auch Szenen auf der Spielbühne. TAF Therapeutinnen handeln im realen Leben der Klientinnen, also auf der sozialen Bühne. Auf der sozialen Bühne gibt es kein „So-tun-als-ob", sondern es geht um spontanes Handeln in der Realität. Ich schließe mich der Meinung von Hölzl & Klausegger (2016, S. 130) an, dass TAF Therapeutinnen durch diese „direkte Arbeit" sehr schnell in die Rolle eines Hilfs-Ichs (Rolle der beratenden Expertin, Freundin, Mutter, Vater) im realen Leben der Klientinnen kommen und somit einen der größten Unterschiede im Gegensatz zur Arbeit in der freien Praxis darstellen.

Meines Erachtens machen die unzähligen Möglichkeiten des Arbeitens auf der sozialen Bühne den größten Unterschied aus. Obwohl die Interventionen auf den ersten Blick häufig freizeitpädagogisch (z.B. Unternehmungen mit den Kindern oder mit der ganzen Familie wie Wandern, Schlitten- oder Skifahren gehen, Klettern, Schwimmen etc.) wirken, unterliegen sie immer einem therapeutischen Ziel. Von den Klientinnen wird häufig die Hilfestellung auf der sozialen Bühne, wie das Begleiten zu verschiedensten Terminen, Behördengänge, Schulgespräche, Krankenhaus etc. als Unterstützung erlebt. Oft fehlt es den Klientinnen an adäquatem Umgang mit Behörden oder anderen Institutionen. So werden TAF-Therapeutinnen „Unterstützerinnen" und unterstützende „Doppelgängerinnen". Durch das direkte Vorleben oder auch Anleiten der Therapeutinnen werden den Klientinnen neue Begegnungs- und Handlungsmöglichkeiten zur Verfügung gestellt. Ein weiterer wichtiger Faktor für die Klientinnen ist, dass ihnen geglaubt wird und jemand sozusagen Zeugenschaft übernimmt. Im Rahmen der therapeutischen Gespräche und der verschiedenen psychodramatischen Interventionen wie dem Rollenwechsel, den imaginativen Techniken (die „Reise zum Wohlfühlort“, die „Kuschelübung“), dem intensiven, oft langjährigen Vertrauensfördernden Beziehungsaufbau, dem Spiegeln und Doppeln, haben die Klientinnen die Möglichkeit neue, andere Sichtweisen zu bekommen und gemeinsam mit den Therapeuten Alternativen zu erarbeiten.

Im Einzelsetting wie in der aufsuchenden Familientherapie stehen psychodramatisch gesehen nach Pruckner (2012) drei Arbeitsbühnen zur Verfügung, nämlich die Begegnungsbühne, die Spielbühne und die Soziale Bühne. Das Arbeiten auf der Sozialen Bühne im TAF-Setting ist der Grund für einen weiteren Unterschied zwischen Einzelsetting und aufsuchender Familientherapie, den ich im Aufbau der Beziehungsgestaltung zwischen Therapeutin und Klientin sehe. Durch das spezielle TAF Setting – mindestens wöchentlicher Besuch der Therapeutinnen in den Familien – wird relativ rasch auf der Sozialen Bühne gearbeitet. Dadurch kommt es schon von Beginn an automatisch zu sehr intensiven Begegnungen und der Beziehungsaufbau, das gemeinsame zwischenmenschliche Geschehen gestaltet sich sehr rasch und im optimalen Fall wie von selbst und nebenbei. Die Therapeutin kann fließend zwischen den unterschiedlichen Arbeitsbühnen wechseln, und den Fokus des Geschehens je nach Bedarf auf die Arbeit am Thema im Sitzen oder auch im Gehen im Gespräch, auf die Spielbühne oder die Soziale (Reale) Bühne legen. Natürlich wird durch dieses spezielle Setting relativ rasch klar, ob die Beziehung zwischen Klientin und Therapeutin passt. Es wäre aber in weiterer Folge sicher interessant, die unterschiedlichen Qualitäten der Begegnungsbühne zwischen den Settings in den aufsuchenden Familientherapien und in der freien Praxis zu beforschen.

Die Antwort auf die Forschungsfrage in meiner Master Thesis, welche Vorgangsweise und welche Interventionen im Verlauf der speziellen therapeutischen Begleitung im Rahmen von TAF das Auto-Tele und die auto-telische Beziehung einer ängstlich-depressiven Klientin fördern, gliedert sich in mehrere Teile.

An erster Stelle sei die gute Beziehung genannt, die ich im Laufe der 2 ½ Jahre zu meiner Klientin aufbauen konnte. In ihrem Feedback wurde klar, dass ich in ihrem Leben, vor allem in den schwierigsten Zeiten, eine wichtige Rolle eingenommen habe. Der Beziehungsaufbau wurde meines Erachtens sicher durch das spezielle TAF-Setting und die unterschiedlichen Unterstützungsmöglichkeiten, welche dieses ermöglicht, erleichtert. Da diese Maßnahme vom Land Salzburg (über die KJH) finanziert wird, gibt es, die Finanzierung und die Dauer der therapeutischen Betreuung betreffend, keine Einschränkungen.

Ausgehend von meiner Hypothese, dass sich bei Frau H. ausgelöst durch das traumatische Erlebnis mit dem leiblichen Vater der beiden Kinder (Drohung die ganze Familie umzubringen) einerseits und die jahrelange Belastung bedingt durch die spezielle Problematik der Pflegekinder andererseits, eine psychische Störung entwickelte (Depressionen und Ängste), der mit hoher Wahrscheinlichkeit eine strukturelle Störung zugrunde liegt, habe ich sie lange Zeit vor allem durch psychodramatische Interventionen wie Affekte benennen, Spiegeln und Doppeln auf der psychosomatischen und –dramatischen Rollenebene gestärkt und gleichzeitig ihre auto-telische Beziehung gefördert.

Authentisches Sharing erhöhte scheinbar meine Glaubwürdigkeit und half Frau H. ihre in Frage stehenden Anteile in das Selbst zu integrieren (Pruckner & Schacht, 2010, S. 249).

Ein ebenso wichtiger Faktor ist sicherlich, dass ich Frau H. in all ihren Schritten und Veränderungen (status nascendi), die ebenfalls Ängste und Verunsicherungen auslösen können (Schacht, 2009, S. 358), bestärkte, unterstützte und positiv konnotierte. Durch diese nachträgliche Beelterung bekam sie in verschiedenen Situationen laufend adäquate Antworten auf ihre Bedürfnisse, die in ihrer Kindheit offensichtlich häufig gefehlt haben.

Diese Vorgehensweisen und Interventionen trugen einen sicher nicht unwesentlichen Teil dazu bei, dass Frau H. allmählich wieder ein Gefühl von Selbstwirksamkeit, implizites Selbstempfinden und daraus resultierend einen gesünderen Selbstwert entwickeln konnte. Ihre auto-telischen Fähigkeiten mit sich achtsam und empathisch umzugehen, in Kontakt mit sich zu treten, sowie ihre Selbstregulation in Belastungssituationen wurden gefördert und sie ist auf dem besten Weg, wie Stelzig (2009) sagt, wieder „Regisseurin“ in ihrem eigenen Leben zu sein.

## LITERATURVERZEICHNIS

Ameln, F. v. & Kramer, J. (2014). *Psychodrama: Grundlagen*. Berlin Heidelberg: Springer Verlag.

Biegler-Vitek, G. (2018). Rollen- und Entwicklungstheorie. In Kern, S., Hintermeier, S. (Hrsg.), *Psychodrama – Psychotherapie im Einzelsetting. Theorie und Praxis des Monodramas*. (S. 74-91) Wien: Facultas.

Chalupsky, K. (2012). *Psychodramatisches Verständnis und Therapie bei Angststörungen am Beispiel der Flugangst.* Master Thesis, Donau Universität Krems, Krems.

Dilling, H., Mombour, W., Schmidt, M.H. (Hrsg.). (2014). *Internationale Klassifikation psychischer Störungen. ICD-10 Kapitel V (F) Klinisch-diagnostische Leitlinien* (9. Auflage). Bern: Hans Huber.

Grawe, Klaus (2004). *Neuropsychotherapie*. Göttingen: Hogrefe.

Hintermeier, S. (2018). Monodramatische Handlungs- und Bühnentechniken. In Kern, S., Hintermeier, S. (Hrsg.), *Psychodrama – Psychotherapie im Einzelsetting. Theorie und Praxis des Monodramas*. (S. 235-252) Wien: Facultas.

Hintermeier, S. (2016). *Psychodrama-Psychotherapie bei Persönlichkeitsstörungen*. Wien: Facultas.

Hochreiter, K. (2004). Rollentheorie nach J.L. Moreno. In Fürst J., Ottomeyer K. & Pruckner H. (Hrsg.), *Psychodrama-Therapie. Ein Handbuch.* (S. 128-146) Wien: Facultas.

Hölzl, Ch. & Klausegger, I. (2016). *Die Arbeit mit dem realen sozialen Atom als ein Wirkfaktor in der aufsuchenden Familientherapie. Eine psychodramatische Sichtweise auf die Arbeit der Therapeutisch-ambulanten Familienbetreuung (TAF).* Master Thesis. Donau-Universität Krems, Krems.

Hutter, Ch. (2010). Morenos Begriff der Begegnung. *Zeitschrift für Psychodrama und Soziometrie,* 9(2), 211- 224.

Hutter, C. & Schwehm, H. (Hrsg.) (2012). *Morenos Werk in Schlüsselbegriffen* (2.Auflage). Wiebaden: Springer Fachmedien.

Kern, S. & Hintermeier, S. (Hrsg.) (2018). *Psychodrama – Psychotherapie im Einzelsetting. Theorie und Praxis des Monodramas.* Wien: Facultas.

Krüger, R., Mlekusch, R., Trinkel, G., Pajek, Ch. (2016). Zentrale Aspekte in der Behandlung von Depressiven Störungen. Online publiziert. *Zeitschrift für Psychodrama und Soziometrie,* 15(1), 9 – 23.

Krüger, R. (2015). *Störungsspezifische Psychodramatherapie. Theorie und Praxis.* Göttingen: Vandenhoeck & Ruprecht.

Krüger, R.T. (2010). Begegnung, Tele, Beziehung. Was ist Tele? *Zeitschrift für Psychodrama und Soziometrie,* 9(2), 225 – 238.

Leutz, Grete (1974). *Psychodrama. Therapie und Praxis.* Berlin/Heidelberg: Springer.

Moreno, J.L. (2008). *Gruppenpsychotherapie und Psychodrama. Einleitung in die Theorie und Praxis* (5. Auflage). Stuttgart: Georg Thieme Verlag.

Moreno, J.L. (1974). *Die Grundlagen der Soziometrie. Wege zur Neuordnung der Gesellschaft* (3. Auflage). Wiesbaden: Springer Fachmedien.

Morschitzky H. (2009). *Angststörungen Diagnostik, Konzepte, Therapie, Selbsthilfe* (4. Auflage). Wien, New York: Springer.

Pruckner, H. (2018). Aufgaben und Rollen für MonodramatherapeutInnen. Zur konkreten Arbeit nach dem Dreibühnenmodell. In Kern, S., Hintermeier, S. (Hrsg.), *Psychodrama – Psychotherapie im Einzelsetting. Theorie und Praxis des Monodramas.* (S. 154-171) Wien: Facultas.

Pruckner, H. (2012). Das Modell der drei Arbeitsbühnen. Theoretische Grundlagen und praktische Umsetzung in der psychodramatischen Einzeltherapie. *Zeitschrift für Psychodrama und Soziometrie,* 11(2), 239-254.

Pruckner, H. (2004). Soziometrie – Eine Zusammenschau von Grundlagen, Weiterentwicklungen und Methodik. In Fürst J., Ottomeyer K. & Pruckner H. (Hrsg.), *Psychodrama-Therapie. Ein Handbuch.* (S. 161-192) Wien: Facultas.

Rudolf Gerd (2010). *Psychodynamische Psychotherapie. Die Arbeit an Konflikt, Struktur und Trauma.* Stuttgart: Schattauer.

Rudolf Gerd (2006). *Strukturbezogene Psychotherapie. Leitfaden zur psychodynamischen Therapie struktureller Störungen.* Stuttgart: Schattauer..

Schacht, M. (2003). *Spontaneität und Begegnung. Zur Persönlichkeitsentwicklung aus der Sicht des Psychodramas.* München: inScenario.

Schacht, M. & Pruckner, H. (2010). Beziehungsgestaltung in der Psychodramatherapie. Arbeit auf der Begegnungsbühne. *Zeitschrift für Psychodrama und Soziometrie*, 9(2), 239 – 254.

Schacht, M. (2009). *Das Ziel ist im Weg. Störungsverständnis und Therapieprozess im Psychodrama*. Wiesbaden: VS Verlag für Sozialwissenschaften.

Schacht, M. (2017). *Skriptum zum Seminar Störungsniveaus und perfekte Ziele*. Unveröffentlichtes Skriptum.

Stadler, Ch. & Kern, S. (2010). *Psychodrama. Eine Einführung*. Wiesbaden: VS Verlag für Sozialwissenschaften.

Stelzig, M. (2008). *Keine Angst vor dem Glück*. Salzburg: Ecowin Verlag.

Stelzig, M. (2009). *Was die Seele glücklich macht. Das Einmaleins der Psychosomatik*. (2. Auflage). Salzburg: Ecowin Verlag.

Trinkel, G. (2013). *Psychodramatische Gruppentherapie unter Beachtung struktureller Interventionen. Evaluation einer ambulant durchgeführten psychotherapeutischen Gruppe*. Master Thesis. Donau-Universität Krems, Krems.

Trinkel, G. & Schacht, M. (2018). Soziometrie im Psychodrama. In Kern, S., Hintermeier, S. (Hrsg.), *Psychodrama – Psychotherapie im Einzelsetting. Theorie und Praxis des Monodramas*. (S. 62-73) Wien: Facultas.

Yalom, I. D. (1989). *Existentielle Psychotherapie*. Köln: Edition Humanistische Psychologie.

Yalom, I . D. (2008). *In die Sonne schauen. Wie man die Angst vor dem Tod überwindet.* München: btb Verlag.

Zeintlinger-Hochreiter, K. (1996). *Kompendium der Psychodrama-Therapie. Analyse, Präzisierung und Reformulierung der Aussagen zur psychodramatischen Therapie nach J.L.Moreno.* München: InScenario

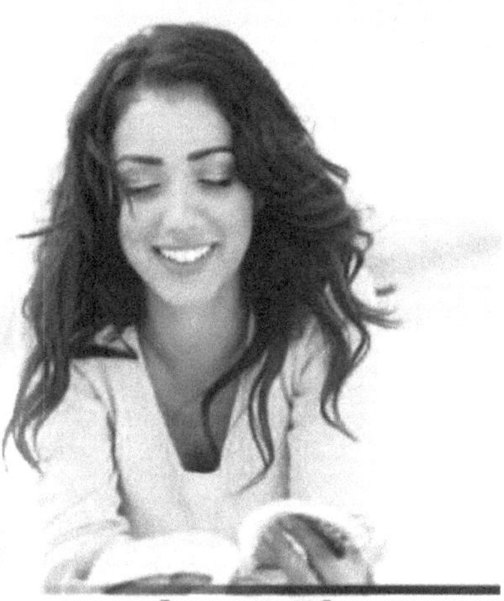

Kolibri 360 GmbH
Ferdinand-Jühlke-Straße 7
99095 Erfurt, Deutschland
produktsicherheit@kolibri360.de

Druck:
CPI Druckdienstleistungen GmbH
im Auftrag der
Kolibri 360 GmbH
Ferdinand-Jühlke-Str. 7
99095 Erfurt